黄帝内经

日常养生智慧

脉法篇

曲黎敏 著

前言

　　至此,《黄帝内经》精讲系列已经到第八本了。之前几本和其他图书出版公司的小波兄合作,从第八本开始,交由磨铁图书的浩波兄,幸好都是"波",但愿我精讲《内经》的心愿能够继续一波进一波,直至完成。

　　毕竟,这是一个非常重要的系列,能够把一本经典的古书讲透彻了,不仅继承与传递了圣者的慈悲,也能与广大的读者一起学习进步,夫复何求?!内心除了感恩,还是感恩。

　　《黄帝内经·素问》,我是从 2016 年开始讲解的,2019 年《内经》精讲出版,至今快十年了,九九八十一篇还未过半,心甚惶恐,唯恐时不我待。但也不想将就草率,依旧坚持初心。比如这第八本,是专门讲"脉法"的,可以说是目前关于《内经》"脉法"讲解最全面的一本书了。尽管这是医生应该掌握的,但大多数医生其实已经不具备这方面的才能了。反之,我很感激这么多年来一直跟随下来的读者,尽管他们不是业内的行医者,但他们凭着对传统文化的热爱与忠诚,凭着对生命的尊重与执着,坚持认真地学习。是啊，人生能参悟一本经典，就是对生命的大养啊！

唯有热爱与坚持，会让我们的生命渐渐发光。

甲辰年，又是一个新的开始，有了八，就会有九，我们的欢喜也长长久久啊！

甲辰年中秋　明月当空　众心欢喜
曲黎敏写于北京元泰堂

目录

第十七 脉要精微论篇

平旦脉 / 005

得神者昌 / 008

脉象、脉法 / 011

专题篇　解读小康与大同 / 019

五色之"不欲" / 023

闻诊 / 026

五脏强弱有表现 / 029

人迎、寸口 / 032

专题篇　解读孙思邈的《大医精诚》/ 038

01

脉象与四时 / 042

梦的解析 / 046

专题篇　解读《黄帝内经》中的"梦"——《灵枢·淫邪发梦篇第四十三》《素问·方盛衰论篇第八十》/ 053

持脉有道，虚静为保 / 064

五脏病脉的脉象 / 068

胃脉及胃病 / 073

杂症 / 077

故病、久病、暴病、新病 / 079

脉 / 082

第十八　平人气象论篇

正常脉和病脉 / 092

五脏平脉与病脉 / 099

十五络脉 / 106

寸口脉之象 / 114

专题篇　解读《灵枢·刺节真邪篇第七十五》多种病变是如何发生的 / 120

脉象和病症的相关性 / 127

生活中的病象 / 132

《难经》说"脉" / 136

第十九 玉机真脏论篇

四季脉象与疾病表现 / 147

脾脉"按之牢若痛" / 157

专题篇 解读《灵枢·邪气脏腑病形篇第四》

病从何而来 / 162

黄帝的总结性发言 / 169

风者百病之长 / 175

情志生大病 / 181

真脏脉 / 188

五实和五虚 / 193

第二十 三部九候论篇

《内经》里的脉法 / 202

脉法，须面授机宜 / 211

三部九候触诊法 / 214

《难经》传一个大法 / 220

从九候而知病位 / 223

如何判断死亡时间 / 227

不是病的"病" / 232

脉要精微论篇第十七

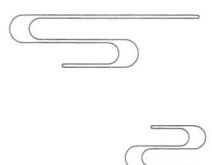

切脉动静而视精明，察五色，
观五脏有余不足、六腑强弱，形之盛衰，
以此参伍，决死生之分。

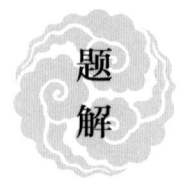

题解

从这一篇开始,到《三部九候论篇第二十》,都是在讲脉法。《黄帝内经》前面一些篇章也讲到了脉法,但这一篇的题目是《脉要精微论篇第十七》,就是直接从题目上讲脉法的要点在于至精至微,需要大家认真揣摩。由此,也充分体现了脉法在《黄帝内经》中的重要性。

2021年底,人们热衷的话题是"元宇宙",可疫情中的生活告诉我们,唯有当下最真实,当下对死亡的恐惧,当下对生活的期盼,当下丈夫的一个拥抱、孩子的一个微笑,阳光中粒粒微尘的闪耀,刮风了、下雨了,等等,才是最真实的。当下我们在一起,能聚则聚,能够聚在一起读一本书,能够在一起有那么一点明白的喜悦,就是幸福。但大多数时光我们不能在一起。

总而言之一句话,这世界虎视眈眈,不仅掠夺自然,也会倾轧人类自身。自救,是个永远不会消失的话题,而且在将来越来越重要。被扶贫,只能满足我们吃喝。当一切都被资本市场控制,将来中药、西药我们可能都吃不起、喝不起了,所以救命,还得靠我们自己。

我反复强调脉法在治疗中的意义，这次我可以通过讲《内经》，再细致地把这一部分好好说说，但愿大家能掌握其中的真谛。

我发现最好的自救途径是从自己的经脉入手，而不限于吃药。这两年也有网诊的方式，把不到脉了，对会把脉的医生是有难度的，现在大多数医生主要靠症状、望诊、舌象、问诊，而医生和医生之间最大的区别就是如何从辨"症"到辨"证"，能不能辨别气机，又是更高的境界，这是在网诊中最考验医生的地方，也是网诊比面诊更耗心血的地方。比如一个病人咳嗽了，有些医生可能就把止咳药全用上去，温寒化痰药有半夏、天南星、白附子、白芥子、皂荚、白前、桔梗、旋覆花等，清热化痰药有前胡、瓜蒌、浙贝母、川贝母、天竹黄、竹茹、竹沥、海浮石、海蛤壳、瓦楞子、海藻、昆布、胆南星、胖大海、猪胆汁、罗汉果、木蝴蝶、冬瓜子等，止咳平喘药有杏仁、紫苏子、马兜铃、枇杷叶、桑白皮、葶苈子、鼠曲草、洋金花、百部、紫菀、款冬花、白果等。杂杂拉拉列了一堆，咳嗽的病人是不是看着这些药都眼熟？而真正懂得气机的医生，看到你之所以咳嗽只是因受寒和三焦不通，给你开几服白通汤可能就痊愈了，汤里的药只有附子、干姜、葱白三味。好医生可以一针见血，可以四两拨千斤，可以让你少受罪。

如果我们不想去找医生，那通过学习经典，也会有所收获。比如通过学习基本的推拿方法，咳嗽了，可以刮痧、刮肺经和大肠经，可以艾灸肺俞和后背，可以用"背后七颠百病消"来震动脊柱，可以去晒晒太阳，等等。这些虽然慢，但绝不会伤害身体，比乱吃药要好。

从 2020 年开始,我也每周抽出两天时间接一些网诊病人。虽然网诊更累人,但效果非常好,其中有两个原因,一是有时间去反复思考,虽然当面把脉可以一下确定好多问题,包括对病人家庭问题、性格问题,都可以一目了然,但网诊正因为不好确定这些,反而会锻炼你在细微处更敏锐、更细致,甚至从一个打招呼、问问题的状态就知道病人的品性,比如有的病人问:"是不是这次诊费可以看一辈子病?"能把你气笑了。不是病难治,而是人难治。二是网诊时病例都是完整的,你可以从头至尾清清楚楚地看到病人的变化,自己的思路,以及经方的不可思议。比如有个重症的子宫内膜异位症,异位灶到达了直肠、膀胱、腹股沟;又如有个巨大子宫肌瘤的病人,每天排便无力,直肠和肛门溃烂,持续流稀便,成天疼痛难忍、呼天喊地,最后找到我这里,我开了第一个方子病人服用后,还是天天喊疼,不胜其扰。我第三次开方后,病人就不闹了。复诊时,病人笑盈盈地说我是她生命里的阳光了。说心里话,医生最大的快乐,就是病人的痊愈和喜悦,其他的,都不足挂齿。

平旦脉

黄帝问曰：诊法何如？

岐伯对曰：诊法常以平旦，阴气未动，阳气未散，饮食未进，经脉未盛，络脉调匀，气血未乱，故乃可诊有过之脉。

黄帝问：到底什么是诊脉？开篇黄帝就直入主题。

岐伯回答：诊脉通常是以清晨的时间为最好，此时人还没有劳于事，阴气未被扰动，阳气尚未耗散，饮食也未曾进过，经脉之气尚未充盛，络脉之气也很匀静，气血未受到扰乱，因而可以诊察出有病的脉象。

诊法常以平旦。

平旦就是早晨，人刚刚醒来。《灵枢·口问》说："阳气尽，阴气盛，则目瞑；阴气尽而阳气盛，则寤矣。"即，阳气尽，阴气盛的话，阴主夜，夜主卧人就会睡着，阴气尽而阳气盛人就会醒来。所以，人的睡眠问题，其实是阴气、阳气的问题。早晨刚刚醒来就把脉，过去是医生被请到家里，而现在没有医生会做到这一点了，所以人要学着自己给自己把脉。

为什么要把这时的脉？

岐伯的回答是：

阴气未动，阳气未散，饮食未进，经脉未盛，络脉调匀，气血未乱。

关于这句话有以下几点理解：

（1）这时阴气未动，指阴血未动。不动，则不乱。

（2）阳气出于精明而未散。醒来，就意味着睛明穴已动，睛明穴是膀胱经的起始点，也叫"命门"（和背上的命门穴不同），醒来，就意味着阳气是从目内眦开始生发了，所以，人醒来的第一个动作是"睁眼"。

（3）饮食未进，指胃气尚且安静，一旦进食，肝、胆、脾、胃都要开始运行了。如果醒来以后过了一会儿感觉饿了，也是胃气已动的表现。但是现在很多人不想吃早饭，这也是胆气、胃气不动的表现，也属于"食不下"。脾阳不升，胃气呆滞，人就食不下。没食欲吃不下，还饿得心慌，就是胃弱脾强，即脾运化太快，就会特别容易饥饿，可饭到嘴边，又食不下，或食后胃痛加重，就是胃气弱。这时就会出现小便不利，身子沉重，腿脚无力等。

（4）只要是胃气未动，这时就属于"经脉未盛，络脉调匀"的状态。气血未乱之时，把的是什么脉呢？诊有过之脉。有过之脉，就是指病脉。

大家都说不会把脉，只能感觉到寸口有跳动，那你就先体会这个跳动，然后再体会两边寸口的跳动是否一致，是否有左边脉大或右边脉大的问题；最后再感受寸、关、尺哪一部的跳动有异常，那就是"有过之脉"，再对照脉学里关于脉的说法，就知道自己病在何处了。一睁眼，先把脉，至少也是倾听自己的开始。

这里说一下为什么古代医生能把到平旦脉。古代的医生都是走方医，也叫"行医"，意思是行走的医生。古代都是医生动，而不让病人动。古代人少，走方医走街串巷卖药是可以的，病家把医生请到家里也是可以的，只要多付出诊的费用就可以了。其实，行医的这种做法是非常人性化的。走方医的好处有三：一是病人已经有病在身了，你还让他一路劳顿地去找医生看病，只能使病情加重，病人在家里躺着不动相对更放松、情绪更稳定，脉象也更真实；二是医生去病人家里看病，更能掌握第一手资料，观察到病人生活起居的各种情况，这对准确找到病因有很大帮助，因为有些奇怪的病可能真跟居住环境有关（比如装修污染等）；三是住到病人家里，不仅可以把到病人真正的脉象，还可以监督煮药过程，以防中间有什么差误。第二天一早，看一眼病人神色就能判断下药是否正确，再把一下平旦脉，就更清楚问题所在了。

现在把不到平旦脉了怎么办？我的体会是，医生最好把两次脉，第一次把脉基本上都属于试脉，因为这时可能病人的情绪还不稳定，医生要做到先让病人平稳下来，到第二次把脉的时候才真相显现，哪儿有病、哪儿没病全显现出来了。

现在把脉还有一个问题，就是在医院时把的脉"不算数"，因为可能是吃西药或激素后显现的脉象，脉乱且不真实。

有一次，我去医院给朋友的妈妈把脉，那脉象就是危险的"雀啄脉"，这时候就不能把关注点放在脉象上了，而是要通过症状来辨"证"，老人家当时最重要的症状是咳和喘，已经不能躺卧，辨证的要点是用定喘汤还是回阳救逆，最后是用回阳救逆、一剂定喘；脉呢，也从雀啄脉回到正常。还有一个老先生在 ICU 里，根本把不到脉，高烧、恶心、呕吐、不拉不尿，一片危象。我给老人家送了两服煮好的甘草干姜汤。两天后，症状全解，老人从 ICU 里出来了。

得神者昌

切脉动静而视精明，察五色，观五脏有余不足、六腑强弱，形之盛衰，以此参伍，决死生之分。

切脉动静而视精明。

岐伯此处说的"精明"是神明，就是医生不仅要切脉之动静，还要观病人之神明，得神者昌。

察五色，观五脏有余不足、六腑强弱，形之盛衰。

指这时还要观察病人脸之五色，从脸色看病人五脏的有余或不足，再看六腑的强与弱，以及形体的盛与衰。

以此参伍，决死生之分。

用以上这些相互参合比较，以判断疾病的吉凶变化。

比如我们中国人看到一个人的时候，不太会说你真帅、你真漂亮等，而是说你最近气色真好。中国人重的是气色、气质，这些都是由内而外的东西，而不是表面的东西。关于气色，所谓的好脸色，就一条标准："生于心，如以缟裹朱；生于肺，如以缟裹红；生于肝，如以缟裹绀；生于脾，如以缟裹栝楼实；生于肾，如以缟裹紫。""如以缟裹朱"，缟就是白绢，就好比素绢如纱一样蒙着脸，有光泽。也就是说，人的脸色，不怕红、不怕黑、不怕黄、不怕青，里边什么颜色无所谓，只要这个颜色带柔和的光就可以。

有病的脸色有四种：

（1）"面如漆柴"，就是脸色像干枯漆黑的木柴，这是肾足少阴之脉病色——经脉，是肾经；阴阳，为少阴；肾，在色为黑。

（2）"面微有尘，体无膏泽"，就是脸好像洗不干净一样，身体皮毛干枯，毫无润泽之象，这是胆足少阳之脉病色。

（3）"颜黑"，指额颅发黑，且循行部位有黑斑，是胃足阳明之脉病色。

（4）"面尘脱色"，指面色苍白，为血虚不能上荣之象，这是肝足厥阴之脉病色。

更具体的有病的脸色，《素问·痿论》说："肺热者，色白而毛败"（就是人身体上的汗毛白化、不润泽、脱落）；"心热者，色赤而络脉溢"（就是脸上有红血丝）；"肝热者，色苍而爪枯"（就是面色青黑，爪甲干枯）；"脾热者，色黄而肉蠕动"（脾有病的人脸色萎黄，眼皮及脸上肌肉会不自觉地抽搐，这都属于脾中风）；"肾热者，色黑而齿槁"（有肾病的人不仅脸发黑，而且连牙齿也会干燥、枯槁，容易碎）。

五脏六腑之内涵都显现在面部。脸部常见的问题有五个：一是皮肤粗糙，尤其是以鼻翼两旁为主，这大多就是胃寒。二是脸色晦暗，要么暗黄，要么黧黑。脸色萎黄就是脾胃出问题，脸色㿠白就是心脏出了问题；整个额头发黑，是胃寒；印堂发黑，或脸部整个发黑，是肾出了问题。三是长斑。黄褐斑基本长于两颧，属于小肠斑。而另外还有水斑，也就是在两颊、唇围、下颏等处出现的"色素沉着"，叫水斑。四是脸上长痘痘，基本是胃寒；下颏长痤疮，是小肠寒。五是口唇干燥、起皮。这是身体内部有瘀血。

脸色是《黄帝内经》中经常谈的一个问题。养脸色的根基在于养五脏之藏精、养六腑之通利。而养五脏六腑的根基又在于好好吃饭、好好睡觉、好好锻炼。不好好吃、不好好睡，脸色自然难看。

佛教说，"心生则种种法生，心灭则种种法灭"，疾病也由心的无明所导致。反之，"心清净故，血则清净，血清净故，颜色清净"。《摩诃止观》中说，不良的心境会导致不良的行为，而使五脏五根病起，如杀生可致肝、目病，妄语能致口、舌病，淫邪能致肾、耳病等。

脉象、脉法

夫脉者，血之府也。长则气治，短则气病，数则烦心，大则病进。上盛则气高，下盛则气胀，代则气衰，细则气少，涩则心痛，浑浑革至如涌泉，病进而色弊，绵绵其去如弦绝，死。

夫脉者，血之府也。

即，脉是气血变化之所在。血之府也，有人定义为"脉是血的通道"，就成了西医所说的脉、血管，但是西医没有"气"的概念，因为"气"看不见摸不着。但中医讲，气为血之帅，没有气的带动，这血是凝滞不动的。气带动血而行的路径，就是"脉"，而不是特指血管。

腑，还有一个特性，就是得"空"，不能"满"。空，才能有气的流动，太满了，就滞住了。所谓血液黏稠、高血脂等在中医看来就是气虚。气带不动血，就是气虚。

长则气治。

治，指正常，所以长脉是平脉。《濒湖脉学》说："长有三部之长。一部之长，在时为春，在人为肝。心脉长，神强气壮。肾脉长，蒂固根深。"

长脉什么样呢？李时珍的"体状诗"说："过于本位脉名长，弦则非然但满张，弦脉与长争较远，良工尺度自能量。"是说超过本位的脉叫长脉，与它相类似的有弦脉，但弦脉是如弓弦向上顶，二者的具体判断还在于医生。长脉主有余之病。其"主病诗"是："长脉迢迢大小匀，反常为病似牵绳，若非阳毒癫痫病，即是阳明热势深。"即，反常的"长脉"好像拉紧的绳子一样有紧象，这时如果不是阳毒癫痫病，就是阳明热毒深。

知道什么是正常脉，才知道什么叫病脉。正常脉最重要的是：宽大、柔和。宽大是气血足，柔和是没有病，所以脉象最关键的是柔和。凡脉，不柔和处就是病脉，因为所有的病都是阴阳相激、正邪相争之战场，有对抗就显病脉。那不宽大但柔和的脉呢？不宽大就是微弱，就是气血虚而已，只要柔和，就是没病，只是虚而已。在医院里我曾把过一个胃癌晚期的病人，说话已经气力微弱，其脉象更是细如游丝，也柔和，这怎么讲呢？这是体内已经没有战场了，只剩下战场后的死寂了，再加上脉已经无根，只好略安慰几句，病人就匆匆离开了。果然，那人不久就去世了。

还有的人，本来可以救，但最终不救，又是为什么呢？说来便是人性之痛了。2020年，有个南方的肝癌晚期病人来求救，医院也放弃治疗了，说此人已经进入生命倒计时，最多再活一个月。多次放化疗的病人回家后，全然不能自理，终日发烧昏睡，醒来就两手撮空、抓空气，这在中医看来也是快不行了。病人的妻子求我再保他两个月的命即可，当时我也没多想，先让其把独参汤浓煎，喝下半小时后，脉和缓下来，人也不喘促了，神志也清醒了。等开的方药从北京寄到后，病人渐渐进入休整期，大小便从失禁状态转入正常了，可以由人扶着走几步路。这时病人妻子给我写了封长信，说两人是二婚，前妻育有一子。目前有两件事：第一，有个房子要两个月才能过户到现任妻子手里；第二，有笔期权也要一个半月后才能处理完。问我能否保她先生两到三个月的命，让她有时间处理好这一切。我内心一片凄凉、苦涩，顿觉人生无意义，只说："把不到脉的情况下，断不了生死。"如此，一个半月后，病人的肝功能各项指标都开始好转，腹水也少了。此时应该在家静养即可。可妻子办妥一切事宜后，又送病人去医院复查了，并在医院里继续上了靶向药。如此这般折腾，半个月后这病人就去世了。

短则气病。

短脉是气不足。短脉，不及本位是谓短，两头无，中间有。

李时珍的"体状相类诗"说："两头缩缩名为短，涩短迟迟细且难，短涩而浮秋喜见，三春为贼有邪干。"就是说短脉秋天见到没问题，春天见到就不好。怎么不好呢？"主病诗"说："短脉惟于尺寸寻，短而滑数酒伤神，浮为血涩沉为痞，寸主头疼尺腹疼。"就是说，短脉主要见于尺脉和寸脉，如果短且滑数，就是喝酒伤了神，如果浮取脉象短，就是血虚；沉取短脉，就是内有痞结。寸脉短，主头痛；尺脉短，主腹痛。

数则烦心。

数脉属阳，六至一息，七疾八极，九至为脱。一息六至，为数脉。在脉法，浮、沉、迟、数四脉，为脉之纲领。李时珍的"体状诗"说："数脉息间常六至，阴微阳盛必狂烦，浮沉表里分虚实，惟有儿童作吉看。"即，数脉属于阴微阳盛，人必狂烦，也就是《内经》所言："数则烦心。"但唯有儿童的脉象就应该是数脉，因为儿童体量小、代谢快，所以为数脉。

和数脉相类的有紧脉、促脉和动脉。"数比平人多一至，紧来如数似弹绳，数而时止名为促，数见关中动脉形。"即，紧数如弹跳的绳索，是紧脉；数脉动不动就跳停的是促脉，数脉显现在关脉的是动脉。数脉的"主病诗"是："数脉为阳热可知，只将君相火来医，实宜凉泻虚温补，肺病秋深却畏之。"数脉为阳脉，发热通常为数脉，如果是实证就用凉法和泻法，如果深秋肺病出现数脉就是收不住了，要谨慎对待。

大则病进。

李时珍在《脉经》24脉的基础上，又增述了3种脉，使中医脉象增至27种，即浮、沉、迟、数、滑、涩、虚、实、长、短、洪、微、紧、缓、芤、弦、革、牢、濡、弱、散、细、伏、动、促、结、代。其中没有大脉。但有浮大、散大、沉大等，总之，大脉为邪气方张，病势正在向前发展。古书说：形瘦脉大多气者死。即，形体消瘦为肉脱，精血不足而脉大，则是气多血少，死。

上盛则气高，下盛则气胀。

脉分寸、关、尺，一般以寸为上，以尺为下。上部脉盛，为邪壅于上，可见呼吸急促，喘满之症；下部脉盛，是邪滞于下，可见胀满之病。

代则气衰。

代脉是27种脉之一。代脉是什么样呢？"动而中止，不能自还，因而复动。"就是脉动有停顿，既不能前进，也不能后退，然后过了一会儿又开始动，叫作因而复动，这基本就是间歇脉了。仲景说："脉至还入尺，良久方来。"这是说还有一种情形，就是脉往回走，过了半天才又前行。我认为这个更严重，表示正气已衰得不成样子了。如果脉结代，《伤寒论》中就是"炙甘草汤"证，属于阳气大衰。

李时珍的"体状诗"说代脉："动而止中不能还，复动因而作代看，病者得之犹可疗，平人却与寿相关。"其中最后一句是说病人有代脉还可以治疗，如果是正常人出现代脉，就跟寿命有关了。大家会疑惑，代脉不就是病脉吗？正常人的寿命和代脉是什么关系？其实是这样，代脉是病脉，而正常人出现的与寿命相关的代脉指规律性代脉。即，脉一息五至，肺、心、脾、肝、肾五脏之气皆足。五十动而一息，合大衍之数，谓之平脉。五十下之间如果出现一次代脉，寿命就出问题了——肾气不能至，则四十动一止。肝气不能至，则三十动一止。只要身体一脏之气衰退，就会出现他脏之气代至的现象。

后面李时珍又说:"五十不止身无病,数内有止皆知定,四十一止一脏绝,四年之后多亡命。"就是脉动五十下没有停顿,身体没病。如果五十下中间有规律性停顿,就有定数在里面了,具体来说,就是四十下一停就是一脏已绝,四年之后大多命绝。所以说,脉跳不规律还不可怕,怕的是规律性跳停。

细则气少。

细脉则意味着其气衰少。细脉的"体状诗"是:"细来累累细如丝,应指沉沉无绝期,春夏少年俱不利,秋冬老弱却相宜。"《脉经》说:"细为血少气衰。"有此证则顺,所以倒不必怕细脉,吐衄得沉细者,是不会出现坏病的。且忧劳过度者,脉亦细。

现在很多人有细脉,但细脉和微脉,这两个脉不太好辨别。我们经常说细微,但细脉和微脉完全是两个不同的脉。细脉就是像把到一条小丝线,所以细脉绝对是血虚。而微脉则是气虚,极细而软,按之如欲绝。就是你把上去脉似有如无,甚至全然没有。其"体状诗"是:"微脉轻微瞥瞥乎,按之欲绝有如无,微为阳弱细阴弱,细比于微略较粗。"微脉是阳弱,细脉是阴弱。其"主病诗"是:"气血微兮脉亦微,恶寒发热汗淋漓,男为劳极诸虚候,女作崩中带下医。"这一定要细细体会,因为细脉和微脉完全指代的是不同的病、不同的方子。有人问:微脉的话,是不是要死了?那倒不是,主要是气动不起来,气虚者,如果吃对了药,脉就起来了,就没有问题;如果没起来,就真的没治了。

涩则心痛。

涩脉最主要的特点是:"细而迟,往来难。如轻刀刮竹(这声音多难听),如雨沾沙(这具象多么美妙)。"其"体状诗"说:"细迟短涩往来难,散止依稀应指间。如雨沾沙容易散,病蚕食叶慢而艰。"其"主病诗"

是:"涩缘血少或伤精,反胃亡阳汗雨淋。寒湿入营为血痹,女人非孕即无经。寸涩心虚痛对胸,胃虚胁胀察关中。尺为精血俱伤候,肠结溲淋或下红。"(涩主血少精伤之病,女人有孕为胎病,无孕为败血。)

浑浑革至如涌泉。

脉来大而急速如泉水上涌者,为病势正在进展,且有危险。这里指的是革脉。革脉:弦而芤。仲景曰:"弦则为寒。芤则为虚。虚寒相搏。此名曰革。男子亡血失精。妇人半产漏下。"《甲乙经》说:"脉来混浊,革变急如涌泉。"其"主病诗"是:"革脉形如按鼓皮,芤弦相合脉寒虚,女人半产并崩漏,男子营虚或梦遗。"即,革脉就好比按在鼓皮上,外面硬里面空;既像芤脉又像弦脉,但主证是寒证、虚证。女人有此脉,是流产和崩漏;男子有此脉,是血虚和梦遗。

病进而色弊,绵绵其去如弦绝,死。

这句是说,有种危重病人是脉来隐约不现,而脸色极差,其脉绵绵(三至以下),微细无力,又突然有弓弦猝然断绝之象的,就是气血已绝,生机已断,就是死脉。

这里的"绵绵",指迟脉。迟脉:"一息三至。去来极慢。"其"主病诗"是:"迟司脏病或多痰,沉痼症瘕仔细看,有力而迟为冷痛,迟而无力定虚寒。"即,迟脉主五脏病,且多痰,并且要详察有无肿瘤癌症。有力而迟是冷痛,迟而无力一定属于虚寒。

其实,真的学好了李时珍的《濒湖脉学》,你会是一个能体察万物的诗人。比如他的"体状诗",对每一种脉象都做了形象的描述,如说浮脉"浮脉唯从肉上行,如循榆荚似毛轻,三秋得命知无恙,久病逢之却可惊",短短四句把浮脉的脉位、脉象、临床意义表述得很清晰。他关于滑脉的"主病诗"是:"滑脉为阳元气衰,痰生百病食生灾,上为吐逆下为畜血,女脉调时定有胎。"滑脉,主阳衰、主痰涎、主吐逆和蓄血,主女子怀孕。它的"相类诗"是:"中空旁实乃为芤,浮大而迟虚脉呼,芤更带弦名曰革,芤为失血革血虚。"四句诗,讲了芤脉的外边实、中间空。所谓芤脉,大家都摸过大葱吧,葱皮是硬的,而里面是软的、空的,就像芤脉,凡是出现芤脉都属于失精亡血。若脉象浮大而迟,则是虚脉。芤脉若皮不仅硬而且弦,则是革脉,而芤脉意味着大失血,革脉则是血虚证,二者脉象类似,但本质不同,用仲景的一句话解释得更清楚:"弦则为寒,芤则为虚。"即弦革脉是寒实证,芤脉是大虚证。也就是说,李时珍的"相类诗"把同一类的各种脉加以归纳,对其在诊断病证方面的表现,做了诗意的描述。

在《本草纲目·原序》中有一段李时珍对自己做学问的叙述:"时珍,荆楚鄙人也。幼多羸疾(从小身子就弱),质成钝椎(长大又不太聪明);长耽典籍,若啖蔗饴(但就是爱看书,学习好比吃最甜美的甘蔗和饴糖)。遂渔猎群书,搜罗百氏。凡子、史、经、传、声韵、农圃,医卜、星相、乐府诸家,稍有得处,辄著数言(每每有心得处,就记录下来)。古有《本草》一书,自炎黄及汉、梁、唐、宋,下迨国朝(国朝指明朝),注解群氏旧矣(各种注解已经陈旧了)。第其中舛谬差讹遗漏,不可枚数。乃敢奋编摩之志,僭纂述之权(其中的错误遗漏有很多,我鼓足勇气立志去改正这些错误和遗漏的地方,这个是说我李时珍干了一件超越我职能的事,本来这该是大学士干的,可他们不屑一顾,所以让我这种小人物干了)。岁历三十稔(花了30年的工夫),书考八百余家,稿凡三易。"就最后这句"稿凡三易",就让人佩服不已,一遍遍地修改、抄写,没点毅力做不到,古人的治学精神真的令人感动!

李时珍至今有《本草纲目》《濒湖脉学》《奇经八脉考》三部作品流传于世,是落榜学子的励志偶像。人,真不能看一时,甚至不能看一世,要看世世。

以上讲了那么多种脉象，脉象要学好，领悟李时珍的《濒湖脉学》就可以了，但还是看不了病。所以脉法好的不一定看得好病，要想看好病，还得学《伤寒论》，张仲景强调脉证相合，是看病的真谛。有个案例：已经进ICU的老先生，虽然我没把脉也治好了，但那是建立在多年对《伤寒论》的深入理解以及丰富的临床经验基础上，老人家是脑瘤手术后一直在输液抢救，出现高热、厌食、呕吐，此时各种药物已经使老人家经脉大乱，此时追着病症治疗，只会越治越乱，而其主证则是脾阳大伤，所以先扶脾阳为要务，而且要大道至简。《伤寒论》说："厥逆，咽中干，烦躁，阳明内结，谵语烦乱，更饮甘草干姜汤，夜半阳气还，两足当热（救不得与救得，要看夜半阳气回不回得来）。"又："咽中干，烦躁，吐逆者，作甘草干姜汤与之，以复其阳。"其中，干姜可以扶阳，甘草可以强心、缓急。缓急，在中医里很重要，就是凡是有痛证的都叫急，身体疼的、各种不舒服都叫急，甘草恰巧可以把这个急解了。有人说，那我只用甘草行不？不行，没有干姜的扶阳，人，还是回不来。有人说，那为什么不用附子回阳救逆呢？一是附子重在下焦，虽然回阳之力更大，但病人反应会强烈，又在ICU里，西医不明就里，会过度抢救，会出危险。二是没有把脉，不冒这个风险。所以，精研《伤寒论》，才能救人于水火。

专题篇　解读小康与大同

关于"夫脉者，血之府也"，实际上，我们这个身体就是一个大腑，也不能过于充盈，需要有空灵的地方，有空，才有灵。其中，五脏为实，六腑为空，三焦为空，没有这些"空"，生命就不灵动了。所以说，从生命的本性来说，过贪，就损毁生命，凡过贪者，最后都没有好结果。怎么才能不贪呢？贫困，人会贪；那小康了，人还会贪吗？会，因为人还有贫困记忆的阴影，人还想要更多。所以，古代圣人追求的最高境界不是小康，而是"大同"。

关于小康和大同，《礼运·大同》里已经有明确的定义。"昔者仲尼与于蜡宾，事毕，出游于观之上，喟然而叹。仲尼之叹，盖叹鲁也。"说孔子曾参加蜡祭陪祭者的行列，仪式结束后，出游到阙上，长叹了一声。"言偃在侧，曰：君子何叹？孔子曰：大道之行也，与三代之英，丘未之逮也，而有志焉。"子游在旁边问："您为何感叹呢？"孔子说："大道实行的时代和夏商周三代英明杰出的人主当政的时代，我都没有赶上啊！可是我有志于此、心生向往！"

那究竟是个怎样的时代呢？下文先解释了什么是"小康"。
今大道既隐，天下为家。
如今大道已经消失不见，天下已成为私家的。即小康社会，还是以私有为基础的。
各亲其亲，各子其子，货力为己，大人世及以为礼。
（因为私有）人们只敬爱自己的父母，只疼爱自己的子女，对待财务和出力都是为了自己；天子诸侯也把父子相传、兄弟相传作为礼制。

城郭沟池以为固，礼义以为纪。以正君臣，以笃父子，以睦兄弟，以和夫妇，以设制度，以立田里，以贤勇知，以功为己。

城外的护城河作为防守设施，人与人之间靠礼义来约束行为。比如用礼义来摆正君臣的关系、让父子关系纯厚、使兄弟关系和睦、让夫妻关系和谐，用礼义来建立制度、户籍，按照礼义把有勇有谋的人当作贤者，通过礼义来看自己的功过。

由此说来，人的天性在这样的社会里，已经被泯灭，只有靠礼义才能维系，这样的社会并不是好的社会，为什么这么说呢？他在下面有解释。

故谋用是作，而兵由此起。禹、汤、文、武、成王、周公，由此其选也。此六君子者，未有不谨于礼者也。以著其义，以考其信，著有过，刑仁讲让，示民有常。如有不由此者，在势者去，众以为殃，是谓小康。

所以，奸诈之心由此产生，战乱也由此兴起。夏禹、商汤、周文王、周武王、周成王、周公也是乱世里出的英雄，他们是按照礼义被选拔出来的。这六位杰出人物，在礼义问题上，全部谨慎对待。用礼义表彰民众做对了事，以礼义成全他们讲信用的事，同时，用礼义来判断百姓的过错。刑罚和仁爱，都以礼义为标准，来指导百姓什么是规范。如果有不遵循礼义的人，在位的就会被罢免，众人皆视其为祸害。这，就是小康的境界。

因此，在孔子的眼里，小康不是最好的社会形态，还存在着自私和贪念，还要有礼义来约束人性、改良人性。

那么，最好的社会形态是怎样的呢？就是"大同"社会。

大道之行也，天下为公。

大道实行的时代，天下是属于公众的。这第一句，就与"大道既隐，天下为家"的小康有天壤之别。"公"字，上面为"八"，就是"分"；下

面为"厶",就是自己把东西揽在怀里的样子,就是自私。所以"公",就是抛弃了自私。抛弃自私的结果便是下面所说的:

选贤与能,讲信修睦,故人不独亲其亲,不独子其子,使老有所终,壮有所用,幼有所长,矜、寡、孤、独、废疾者皆有所养,男有分,女有归。

选拔有贤能的人,讲求信用,修正人与人的关系,使之和睦。由此,人们不仅敬爱自己的父母、疼爱自己的子女,还能使年老的人都能够得到善终,让青壮年充分施展其才能,让少年儿童能够快乐成长。

"矜、寡、孤、独、废疾者皆有所养"这句,矜,通"鳏",指老而无妻者;寡,指老而无夫者;孤,指少而无父者;独,指老而无子者;废,指身有残疾者;疾,指有病者。即,让老而无妻者、老而无夫者、少而无父者、老而无子者和身有残疾或疾病的人都能够得到供养。

"男有分,女有归",即让男子有职责,女子有夫家。归,嫁人也。

货恶其弃于地也,不必藏于己;力恶其不出于身也,不必为己。

对于财物,人们厌恶它被乱丢弃,但不一定都藏在自己家里;对于力气,人们恨它不从自己身上使出来,但不一定是为了自己。

是故谋闭而不兴,盗窃乱贼而不作,故外户而不闭,是谓大同。

由此,奸诈之心不起,盗窃、造反和害人的事情也不会发生,人们也无须关门闭户,如此太平、安全,就是"大同"社会。

一个高度和谐、自觉的社会,首先是人心的安定,古人用一个例子就把这件事说清楚了,就是"外户而不闭",一个能敞着大门睡觉的社会,足以说明人心的安定和富足。当今社会,外界声音嘈杂,但我依旧以这个简单的标准来判断一个社会是否安全,哪怕是在言语不通的国家,只要能够敞着大门睡觉,它就是富足而且安全的。

这样的社会是否真的存在过？我们可以看看《诗经》，《诗经》里所描写的社会已有小康和大同的某些样貌。人们每天做的，就是打猎种地，谈谈恋爱，写写诗，哪怕是农民，也会唱"桃之夭夭，灼灼其华"。一个人人都能写诗吟诵的年代，一个讴歌生活和美好的年代，至少是走在奔向大同的路上的年代。劳作，是任何时代都要有的，而是否有欢愉的心情、快乐的劳作，才是劳作的真正意义。"矜、寡、孤、独、废疾者皆有所养"，人们不再为未来有任何焦虑和担心，才是生活的目的。同时，每个人都有高度的艺术修为和审美，才是一个好社会该有的样子。

唐诗有一句："君生我未生，我生君已老，君恨我生迟，我恨君生早。"这不应仅仅被视为爱情的问题，而是一切不遇、一切错过，都是如此令人绝望。比如，你与灵山法会的错过，你与春秋战国的错过，你与《黄帝内经》时代的错过，你与老子、庄子、李白、苏轼、李清照等的错过，你与苏格拉底、柏拉图、乔治·桑、萨特的错过，统统都在这场绝望当中。而一切相遇，都会因为你的局限性、你的不稳定性、你的一己之私虑，而破坏那种时空隔离带来的完美……所以，有种错过，有种不遇，也令人艳羡。

社会的进步与安定于人生命的意义何在呢？一个安定富足的社会会带给人根本的安全感；一个有审美的时代，会带给人精神的愉悦和幸福感。由此，人的生命也是安稳幸福的，就这么简单。

五色之"不欲"

夫精明五色者，气之华也。赤欲如帛裹朱，不欲如赭；白欲如鹅羽，不欲如盐；青欲如苍璧之泽，不欲如蓝；黄欲如罗裹雄黄，不欲如黄土；黑欲如重漆色，不欲如地苍。五色精微象见矣，其寿不久也。夫精明者，所以视万物，别白黑，审短长。以长为短，以白为黑，如是则精衰矣。

夫精明五色者，气之华也。

精明，指神气，神气见于目，所以这里指的是眼神；五色现于面，这都是内脏的精气外显。"华"就是花，气之华，就是气之外显，五脏之气外显于面部，就是五色，就是中医的脏象理论。

赤欲如帛裹朱，不欲如赭。

赤色应该像绵帛裹着朱砂一样，红润而不显露。好脸色首先是柔和，绵帛裹着朱砂，就是柔和，而且光润。不欲，就是不好的脸色，像赭石那样，色赤带黑紫，没有光泽。同样是红，紫色为红之邪色，朱为红之正色。就像穿衣服，紫色衣服一般人都不好驾驭，必须有白或黑来搭配才好。

望诊就是一眼的事，可就那一眼，最考验人。我接诊过一个28岁的小伙子，学习望诊的学生只是觉得对方好帅，而我一望就问小伙子："心脏有过不舒服吗？"小伙子说："就是来看心脏不舒服的。"学生盯着看，可到底没看出来问题在哪里。所以说，望诊重点在"望"，不在"看"。望，用神识；看，用常识。

白欲如鹅羽，不欲如盐。

脸色白应该像天鹅的羽毛，白而光润，不应该像盐那样惨白发青。你看写和研究《黄帝内经》的人，都是精致生活中的极品，好东西见过，不好的东西也见过。让我们形容不好的白色，顶多是惨白、皑白，但人家没说白，人家说"盐"，佩服吧。好好学几年下来，成不了医生，成了诗人、艺术鉴赏的高手，也成。

青欲如苍璧之泽，不欲如蓝。

脸色青，青而明润如璧玉，就没事。不好的青色就像兰草那样青中带黄。苍璧，指翡翠，翡翠好与不好就看光泽。翡翠现在外面假的多，有用啤酒瓶底做的，虽然它也亮，但一定是贼亮。中国文化讲究含蓄，什么东西一贼亮就要小心了。好的东西一定是"涵"着，就是里面有能量能收住这个光。看人练功夫也同样，神是散的，形是散的，涵不住，就是里面的气散了。

黄欲如罗裹雄黄，不欲如黄土。

罗，就是指绫罗绸缎。如果脸色黄，应该像罗锦包裹着雄黄一样，黄而明润；而病态的黄则像败土那样，黑黄无华。

黑欲如重漆色，不欲如地苍。

黑色应该像反复上的重漆之色，光彩鉴人，比如过去的棺材板，一遍一遍地打磨刷漆，最后像镜子一样可以照出人影的叫"重漆"；不好的黑色却像地上的苔藓那样，枯暗如尘。

五色精微象见矣，其寿不久也。

假如五脏的精微真色显露于外，这是真气外脱的现象，人的寿命也就不长了。

一般来说，重症患者的脸色是一望便知的，无论红、青、黄、白、黑，他们都是前面所说的"不欲"色。肾病患者是"地苍"黑，心脏病患者要么赭红，要么惨白如盐。大家如果没有大病，只是脸色不好看，比如胃病患者脸色蜡黄，或有黑眼圈等，但如果眼窝深陷、无神，颜色枯槁，那就是有大病了。有时吃过药的人再见面时，一看脸，本色变化不大，就说药还没吃够，接着回去吃吧，因为吃好了药的人，脸色一定有变化，这种变化是源于五脏的，是由内而外透出的喜悦和美好。还有些人，本色已经变化，但又有新的问题显现出来，这种就要及时换处方。

夫精明者，所以视万物，别白黑，审短长。以长为短，以白为黑，如是则精衰矣。

目之精明是用来观察万物，分别黑白，审察长短的。如果把长的看成短的，把白色看成黑色，那就是精气已经衰竭之象。

闻诊

五脏者，中之守也。中盛脏满，气胜伤恐者，声如从室中言，是中气之湿也。言而微，终日乃复言者，此夺气也。衣被不敛，言语善恶，不避亲疏者，此神明之乱也。仓廪不藏者，是门户不要也。水泉不止者，是膀胱不藏也。得守者生，失守者死。

五脏者，中之守也。

五脏，是生命之内守。就人体而言，基本可以分成三大块：头、体腔、四肢。四肢我们可以看得见，但头和体腔，就比较麻烦。头，为精明之府，看头部的病变就是看人的精神状态，就是看头上的七窍是否有神：眼不花、耳不聋、口知味、鼻呼吸通畅，这些都好，头之"精明"就好。如果头往前倾，两眼无神，就是精明已缺失。体腔呢，只能从进和出观察，体腔的上口是咽喉，下口是肛门，这两个区域有病，就是里面病了。有进就得有出，进出都爽利干净，没毛病，人就没毛病。所以每天观察二便，也是一件重要事。孩子发烧了，别老盯着头，只要他二便通畅，就说明内在的运化是正常的，烧就能渐渐退下。

中盛脏满，气胜伤恐者，声如从室中言，是中气之湿也。

如果邪盛于这个体腔中，五脏之气壅满，邪气盛而喘，容易伤于恐惧，也就是有恐惧窒息感，这时讲话声音重浊不清，好像在密室深处发出的声音，这是肺、脾、肾三脏失守，中气有湿邪导致的。

这是在讲闻诊。肺气破败的声音发闷，肺与鼻相通，如果鼻子不通了，比如鼻炎，鼻音就会囔囔的，音色低沉、混浊。脾湿重，音声不清爽，总有呼噜声，好像痰粘在嗓子上。肾音破败，则有哮音、喘音。总之肺、脾、肾三脏是人体水液代谢的代表，如果这三脏出问题了，人的声音就会有表现。"声如从室中言"，指的是声音无力，有窒息感。

言而微，终日乃复言者，此夺气也。

"言而微"，指人连说话的力气都没有了，声音小而微弱。而且这种人还有一个表现——终日乃复言者，指的是成天说重复的话，这在《伤寒论》里专门有个词叫"谵语"，即"此夺气也"，这是肺气失守的表现。病人出现谵语，就要小心了。张仲景是观察日常生活的高手，如果病人出现谵语，并且动作总是捻衣扣、摸床缝、在空中乱抓，那这人已经出现烦躁和大虚证，说明患者就快要死了。人出现烦躁之象，就要抓紧治疗了，有些人睡不着，能安安静静地躺着，就没事；一烦躁，浑身出黏汗，再胡言乱语，就要小心了，这是这个人的气要飘了，神要散了，此时必须大剂回阳药物治疗，否则危及生命。

衣被不敛，言语善恶，不避亲疏者，此神明之乱也。

先说"衣被不敛"，指这人已经发展到不知用衣服遮掩自己了。而且言语混乱，没有逻辑，就是神明大乱了。

"言语善恶，不避亲疏者。"言语善恶是一会儿好话一会儿恶话，这里面主要偏于恶语相向。如果一个人衣冠不整，言语颠三倒四，恶言相向，而且完全不避讳远近亲疏，亲人也骂，陌生人也骂，这人就是疯了，所以《内经》说："此神明之乱也。"这种精神狂躁，就是五脏之中心、脾、肾三脏之神明也不行了。

仓廪不藏者，是门户不要也。

仓廪，就指脾胃。门户不要的"要"，在这里通"约"，约束之意。胃，为仓廪，属于阳明，下面门户指魄门，魄门就是肛门，归属大肠经，也是阳明，二者同气。人体这个体腔，上通贲门，下通魄门，这两个通口好了，人体就舒服。有进就得有出，进就是阳明胃，出的是阳明大肠，阳明指火力旺，上面不旺就腐熟不了食物，下面不旺就形不成粪便。所以，如果上面吃不下，下面又拉稀，又大便失禁，这人就好受不了。要说，两个就一起说，所以就会有肠胃病的说法。

水泉不止者，是膀胱不藏也。

水泉指"尿"。水泉不止，指小便多且失禁。这是因为膀胱不能发挥敛藏的功能。膀胱者，州都之官，津液藏焉。膀胱经阴阳属性是太阳，所谓太阳，就是阳气足，能固摄，津液才能藏焉；阳气不足，固摄能力低，就会小便失禁。现在尿失禁的病人很多，有些女性咳嗽一声尿就出来。不只更年期女性有这个临床表现，现在有些中年女性也这样，除了盆底肌肉松弛的原因，也有太阳经不能发挥阳气的固摄作用导致的。

得守者生，失守者死。

就是说，五脏一旦失守，至少出上面五种问题。其实在古代，一脏失守，人基本上就不行了。现在五脏失守还能活着，还是得感恩现代医学，比如心肌梗死发作，西医及时干预，人还是有救的。中医能在防治心肌梗死上发挥很大的作用，比如胸闷气短、心脏刺痛时，及时服用中药，确实能阻断心肌梗死的发作。所以，谁也别有太多的偏见，关键看你和谁的缘分重一些。

五脏强弱有表现

夫五脏者，身之强也。头者，精明之府，头倾视深，精神将夺矣。背者，胸中之府，背曲肩随，府将坏矣。腰者，肾之府，转摇不能，肾将惫矣。膝者，筋之府，屈伸不能，行则偻附，筋将惫矣。骨者，髓之府，不能久立，行则振掉，骨将惫矣。得强则生，失强则死。

夫五脏者，身之强也。

五脏是用来强身的，五脏全要靠六腑运化，但是五脏的精气一定要足，五脏精气不足，身体就不能强。

下面列举了几个五脏强弱的例子和表现。

头者，精明之府，头倾视深，精神将夺矣。

头为精明之府，头，是诸阳之首，七窍之会，所以头部是人神气精明之所在，又是眼、耳、鼻、口七窍之官能体现。如果头倾，就是头往前塌着；视深，就是眼神迷离、塌陷、无神，就是精神将要衰败。我说过，学看病第一条你得会模仿，你得模仿病人。把这个"头倾视深"模仿好了，你就知道这种病重的人什么样了。健康的人，背是挺拔的，头也端正，眼睛也有神。

背者，胸中之府，背曲肩随，府将坏矣。

"背者，胸中之府。"这句话特别重要。头者，精明之府，是说脸上七窍是人神气之外显；背者，胸中之府，是说后背问题为五脏之外显，所以治五脏的病要治后背。如果见到后背弯曲而两肩也耷拉、下垂无力的，就是五脏失强，胸中脏气将要败坏的象。

如果把前面的表现加上，我们就看到了一个后背弯曲、两肩耷拉、头部前倾、两眼干枯无神的人，不用说，五脏皆衰败矣！日常养生，按摩比吃补品要重要，吃什么补品，作用及副作用都不确切，但按摩一般没有什么严重的副作用，其实就是松松筋骨。我们也可以发展亲人之间相互按摩，相互按摩还可以增进彼此的情感。而且有一点，刚开始给别人按摩时，手的力气可能不大，可天天按，力气就一天天增长起来，所以，别以为是在给别人服务，其实它也相当于一种自身运动，也可以强健自己的身体。

腰者，肾之府，转摇不能，肾将惫矣。

肾位居于腰，故腰为肾之府。如果见到腰不能转侧摇动，就是肾脏失守，肾气将要衰惫的象。

其实，腰部的问题跟生活中的重大精神重创也有关。肝主筋，精神重创会伤肝，然后伤肾，人就会腰枢不利。

膝者，筋之府，屈伸不能，行则偻附，筋将惫矣。

膝盖是筋汇聚的地方，所以膝为筋之府。如果膝盖屈伸不利，行走腰背佝偻，属于肝脏失守，因为肝主筋，这是筋的功能将要衰惫。

骨者，髓之府，不能久立，行则振掉，骨将惫矣。

骨为髓之府，如果人不能久站立，行走则震颤摇摆，这是髓虚，骨的功能将要衰惫。

还有脚后跟干燥、开裂，脚后跟疼，脚后跟里面有跟长骨刺一样的临床症状，都是肾精大亏而伤了骨髓。

有个房产销售员，就有不能久立、足跟痛等症状。她的分析是站得太久了，但每天站得久的人非常多，而她年纪轻轻得此病症，肯定是另有原因的。一看她郁郁寡欢的脸，就知道她有苦衷。原来她嫁给了一个年老的客户，虽然丈夫对她呵护备至，但两人的相处实际类似父女，没有夫妻生活，由此常年暗耗肾精，导致行走则震颤摇摆，甚至无法久站。如果她不能在精神生活上打破枷锁，她的肾精便活跃不起来，而且会快速老化。

头者，精明之府；背者，胸中之府；腰者，肾之府；膝者，筋之府；骨者，髓之府，这些都是诊病的要点，要背下来才好。

得强则生，失强则死。

如五脏之气能够恢复强健，虽有病但可以康复；如果五脏之气不能恢复，则病情不能挽回，人也就死了。

人迎、寸口

岐伯曰：反四时者，有余为精，不足为消。应太过，不足为精；应不足，有余为消。阴阳不相应，病名曰关格。

这一段有点难度，是属于医生要掌握的。

岐伯曰：反四时者，有余为精，不足为消。

岐伯说：脉气与四时阴阳之气是相反的，有余为精，不足为消。何谓有余？何谓不足？还是举例来说吧。春夏，人迎当有余，却出现了不足；气口当不足，但出现了有余，就是"反四时"。这时，气口有余，就是邪气盛于正气，称为"精"；而人迎不足，就是血气已消损，所以称为"消"。

应太过，不足为精；应不足，有余为消。阴阳不相应，病名曰关格。

根据时令变化，脏气当旺，脉气本来应该有余，却反见不足的，这是邪气盛于正气；脉气应不足，却反见有余的，这是正不胜邪，邪气盛，而血气消损。也就是，本来秋冬气口应太过，反而人迎太过，则为病。这种阴阳不相顺从，气血不相营运，邪正不相适应而发生的疾病名叫关格。

人迎和寸口，是病脉，《内经》里给它们起了个新名字，叫"有余为精，不足为消"。到现在为止，可以说这部分没人讲得清楚，因为关于人迎和寸口很多人都不知道到底是指哪儿。先前我说过，最早把脉是把人迎、寸口、趺阳三部脉，人迎在颈动脉，寸口在腕部，趺阳在脚面。但扁鹊把脉象定于寸口后，人迎、寸口就不好讲了。

《黄帝内经》是现存最早、保存脉学内容最丰富的古代医学经典，其中有关脉学理论及诊脉方法的专论，就有《玉版论要》《脉要精微论》《平人气象论》《玉机真脏论》《三部九候论》《论疾诊尺》等篇，内容涉及脉诊方法、时间、部位及脉学的生理、病理变化等许多方面，比较全面地反映了当时的脉学水平。关于诊脉的部位和方法，《内经》有"十二经诊法""三部九候遍诊法""人迎寸口诊法""尺寸诊法"，以及"尺肤诊""色脉诊""色脉尺诊"与色诊相结合的诊法等。《黄帝内经》中"人迎寸口对比诊脉法"，见于《素问·六节藏象论》，及《灵枢》中《终始》《经脉》《脉度》《四时气》《寒热病》《禁服》《五色》等经文中，但是在临床观察上，因为很少有人从这方面讲述清楚，所以解释都有些牵强。

《灵枢·禁服》曰："寸口主中，人迎主外，两者相应，俱往俱来，若引绳大小齐等。春夏人迎微大，秋冬寸口微大，如是者，名曰平人。"

左手寸部为人迎（六腑）阳病，阴不荣，叫作"格"。右手寸部为气口（五脏）阴病，阳不荣，叫作"关"。

寸口主要反映内脏的情况，人迎（颈总动脉）主要反映体表情况，这二处脉象是相应的，来去大小亦相一致。按照《内经》的认识，在正常情况下，春季人迎脉稍大于寸口脉，秋冬季寸口脉稍大于人迎脉。如果人迎脉大于寸口脉一倍、二倍、三倍时，疾病由表入里，并说明表邪盛为主；人迎脉大于寸口脉四倍者，名为"外格"，大而数者是危重的证候。反之，寸口脉大于人迎脉一倍、二倍、三倍时，为寒邪在里，或内脏阳虚；寸口脉四倍于人迎脉者，名为"内关"，大而数者亦为危重证候。

阴气太盛，则阳气不能荣也，故曰关；阳气太盛，则阴气弗能荣也，故曰格；阴阳俱盛，不得相荣，故曰关格。关格者，不得尽期而死也。

比如，《灵枢·终始》说："持其脉口、人迎，以知阴阳有余不足，平与不平，天道毕矣。所谓平人者，不病。不病者，脉口、人迎应四时也，上下相应而俱往来也，六经之脉不结动也，本末之寒温之相守司也，形肉血气必相称也，是谓平人。"

脉口就是寸口，翻译过来就是：从脉口、人迎两脉，就可知道五脏六腑的阴阳有余与不足，平衡与不平衡，而阴阳盛衰的道理也就大致如此了。所说的平人就是没有疾病的人，没有病的人，脉口、人迎的脉象与四季相应，脉口、人迎互相呼应，往来不息，六经的脉搏动而不止。四时冷热虽有变化，脉口、人迎都能各自发挥本能而不相犯，形肉和血气也能协调一致，这就是所说的平人。

这句的主旨就是人迎、脉口都要与四时相应，只要相应，人就没有病。

"少气者，脉口、人迎俱少而不称尺寸也。如是者，则阴阳俱不足，补阳则阴竭，泻阴则阳脱。"

而气短的病人，脉口、人迎都虚弱无力，而尺肤和脉象又不相称。像这样的，就是阴阳都不足的征象，补阳就会使阴气衰竭，泻阴就会使阳气亡脱。

关于人迎、脉口，更进一步的解释是："人迎一盛，病在足少阳；一盛而躁，病在手少阳。人迎二盛，病在足太阳；二盛而躁，病在手太阳。人迎三盛，病在足阳明；三盛而躁，病在手阳明。人迎四盛，且大且数，名曰溢阳，溢阳为外格。"

翻译过来就是：人迎脉大于脉口一倍，病在足少阳胆经；若大一倍而躁动的，病在手少阳三焦经。人迎脉大于脉口二倍，病在足太阳膀胱经；若大二倍而躁动的，病在手太阳小肠经。人迎脉大于脉口三倍，病在足阳明胃经；大三倍而躁动的，病在手阳明大肠经。人迎脉大于脉口四倍，而且搏动加快的，叫作溢阳。溢阳是六阳偏盛，格拒六阴，使阴阳脱节，称为外格。

"脉口一盛，病在足厥阴；厥阴一盛而躁，在手心主。脉口二盛，病在足少阴；二盛而躁，在手少阴。脉口三盛，病在足太阴；三盛而躁，在手太阴。脉口四盛，且大且数者，名曰溢阴，溢阴为内关。内关不通，死不治。人迎与太阴脉口俱盛四倍以上，命名关格。关格者，与之短期。"

翻译过来就是：脉口脉大于人迎一倍，病在足厥阴肝经；大一倍而躁动的，病在手厥阴心包经。脉口脉大于人迎二倍，病在足少阴肾经；大二倍而躁动的，病在手少阴心经。脉口脉大于人迎三倍，病在足太阴脾经；大三倍而躁动的，病在手太阴肺经。脉口脉大于人迎四倍，而且搏动加快的，叫作溢阴。溢阴是六阴偏盛，不能与阳气相交，称为内关。内关则表里不通，是不可医治的死症。人迎与脉口的脉，都比平常大于四倍以上，叫作关格。遇到关格，死期就很近了。

简而言之，脉口主要反映内脏的情况，人迎主要反映体表情况，这二处脉象是相应的，来去大小亦相一致。按照《黄帝内经》的认识，在正常情况下，春季人迎脉稍大于脉口脉，秋冬季脉口脉稍大于人迎脉。如果人迎脉大于脉口脉一倍、二倍、三倍时，疾病由表入里，并说明表邪盛为主；人迎脉大于脉口脉四倍者名为"外格"，大而数者是危重的证候。反之，脉口脉大于人迎脉一倍、二倍、三倍时，为寒邪在里，或内脏阳虚，脉口脉四倍于人迎脉者名为"内关"，大而数者亦为危重的证候。

这是以人迎为颈动脉的说法。还有人以左手脉为人迎，右手脉为寸口；更有人以寸脉为寸口，以尺脉为人迎。因为《黄帝内经》确实没有说清楚，大家只能自我揣测了。

把脉是心下了然,指下难明。把脉需要用神,所以把脉很累人。有一次,一位妈妈没看住孩子,孩子在楼梯处磕破了嘴,别说家长着急了,我也很难过,孩子妈说能否见一下我,让我摸摸孩子头抚慰一下,我说可以。找了个周末,一家人来了,我一眼就看出孩子爸要寻衅滋事,但确实原因不在我们,所以他一时半会儿也张不开口,孩子妈恳求我给男人把一下脉。

男人万般不情愿又气哼哼地坐在我对面一言不发,一看无法语言沟通,我便直接把脉,说出三条:"第一,你现在满脑子色情但是做不了,即使做,时间短且早泄,即你的性功能出了严重问题。"男人神色一惊,但点了下头。"第二,你每晚做梦,起夜后回来接着做前面的梦。"男人的神色这时已全无先前的愤怒,同时说了一句:"我要付你诊费。"我摇了下手,接着说:"第三,你现在对家庭心生厌倦,如果二胎不是儿子的话,你基本不爱回家了。"至此,男人的怒气全然卸掉了,身子也瞬间柔软了,他说:"这是把脉还是算命呢?太佩服您啦!"我笑着给他开了药,他执意到柜上刷了诊费,我这时便从包里拿出一个一倍诊费的红包递给孩子,说是鼓励他买书的钱。他们执意不要,这时我说了句:"都说我的钱是钱根呢,能生钱,所以一定要收。"这话多体面啊,让人没法拒绝。后来我只要给人钱,都说这句,没有不收的。当下孩子的父亲就说:"哦哦哦,那就收了吧,并嘱咐儿子:'一定要收藏好啊!'"于是,一场风波化于无形。说这事,是在讲如何做事周全,情商要高,反应要快,不必直面冲突,要让双方都得到尊重和面子,这世上,冤家宜解不宜结,而且要速战速决,不能多浪费精力。

有人问,那些真是通过把脉把出来的吗?真是。早泄、睡眠障碍,是绝对可以通过脉象诊出来的。而第三条,如果你把的人多了,也是可以把出来的。脉象,不仅是身体五脏的外显,也是人精气神的外显,对生活现状的迟疑与厌倦，照样可以在脉象上有所表现。

现今，脉诊课很少有人讲得好，真正要学还得精研《黄帝内经》《难经》，还有一个方法，就是把理论学通、学好后，找个老师去跟诊。

在我看来，看病和诊治过程，是一种有成就感的人生享受，是参透人间百态的一个过程，是让自我成长的一次机会。

专题篇　解读孙思邈的《大医精诚》

孙思邈的《大医精诚》写得特别好，每每读来，感激涕零。凡立志做一个医者的，一定要好好学习并牢记这一篇。

其中一段这样写道：

凡大医治病，必当安神定志，无欲无求，先发大慈恻隐之心，誓愿普救含灵之苦。

凡大医治病，首先要有大慈大悲的同情心，发誓救度众生的痛苦。

先说发心和誓愿，无发心和誓愿做不得大医。大医原本就不为糊口，而是为救助众生，发心越大，成就越高。孙思邈是儒、释、道皆通的大家，其发心和誓愿也就与众不同。

若有疾厄来求救者，不得问其贵贱贫富，长幼妍媸，怨亲善友，华夷愚智，普同一等，皆如至亲之想。

如果患有疾病来求救治的，一定不可以计较病家的社会地位高低、富有还是贫穷、年龄大小、相貌美丑，无论是冤家还是亲友、汉人还是夷族、愚笨的人还是聪明的人，都要一视同仁，全部当作至爱亲人来对待。

即，大医，不得有分别心。

亦不得瞻前顾后，自虑吉凶，护惜身命。

医生也不可以瞻前顾后，只考虑自己的吉凶，而不敢用药，只知道维护、爱惜自己的身家性命。

见彼苦恼，若己有之，深心凄怆，勿避险巇、昼夜、寒暑、饥渴、疲劳，一心赴救，无作功夫形迹之心。

看到病家的痛苦、烦恼，大医就好像自己感同身受，从心底里深深地凄切悲怆，也不能以路途艰难险阻、白昼深夜、严寒或酷暑、饥渴与疲劳为借口，一心只想去救治，不能有没工夫、钱少就不去这些念头。

如此可为苍生大医，反此则是含灵巨贼。

像这样才是百姓的大菩萨，反此道行之的，就是生命最大的戕害者。

自古名贤治病，多用生命以济危急，虽曰贱畜贵人，至于爱命，人畜一也。损彼益己，物情同患，况于人乎！

从古至今，有贤德的医生给人治病，多用生命活体来救病家的危急。虽然说牲畜的生命低贱，人的生命贵重，但从爱惜生命的角度说，人和牲畜的生命是一样可贵的。损害他者，以利益自己，动物尚且害怕这种情形，更何况是人！

夫杀生求生，去生更远。吾今此方所以不用生命为药者，良由此也。

用杀害生命，来延长和救治另一生命，这远离了生命的本义。所以，我现在的方剂中不用生命活体做药材，就是出于这样的心念。

其虻虫、水蛭之属，市有先死者，则市而用之，不在此例。只如鸡卵一物，以其混沌未分，必有大段要急之处，不得已隐忍而用之。能不用者，斯为大哲，亦所不及也。

但像虻虫、水蛭之类，市场上有已经死去的在卖，就买来入药，不在这个规定范围之内。只有毛鸡蛋，其实也是生命，但因其混沌未分，除非特别重要、危急的当口，万不得已而用之。能完全不用虻虫、水蛭、毛鸡蛋等的，是真正的大德医者，这是我目前达不到的一种境界。

其有患疮痍、下痢，臭秽不可瞻视，人所恶见者，但发惭愧凄怜忧恤之意，不得起一念蒂芥之心，是吾之志也。

那些患有疮痍、下痢的，恶臭污秽，不堪入目，所有人见了都心生厌恶的人，大医还是要发出惭愧、怜悯、忧愁和照顾安抚之心，不可以存有一丝一毫厌离之心，这也是我的志向和意愿。

那一个真正的大医是什么样的呢？他接着说：

夫大医之体，欲得澄神内视，望之俨然，宽裕汪汪，不皎不昧。

大医的形象，是以澄静的神明反观内视，远远望去，就庄严肃穆、慈悲安详、不卑不亢。

省病诊疾，至意深心，详察形候，纤毫勿失，处判针药，无得参差。

大医给人看病，要至意深心，详细考察表征迹象，不得有一丝一毫的过失，开药下针，不能有丝毫偏差。

虽曰病宜速救，要须临事不惑，唯当审谛覃思，不得于性命之上，率尔自逞俊快，邀射名誉，甚不仁矣！

虽然说救病人越快越好，但最重要的是事到临头头脑清楚，慎重分析症结所在，周密地思考对策，不能在病家的性命安危之上，草率地逞能、贪图快速驱病来沽名钓誉，这是非常不仁道的做法！

又到病家，纵绮罗满目，勿左右顾眄，丝竹凑耳，无得似有所娱，珍馐迭荐，食如无味，醽醁兼陈，看有若无。所以尔者，夫一人向隅，满堂不乐，而况病人苦楚，不离斯须，而医者安然欢娱，傲然自得，兹乃人神之所共耻，至人之所不为，斯盖医之本意也。

医生到病人家里，纵然满目都是身穿绫罗绸缎的女眷，也不能左顾右盼；哪怕旁边有动听的音乐，也不要表现出享受的神色；哪怕不断端上来山珍海味，食用时也不要有滋有味；哪怕摆满美酒，医家也要视若无睹。之所以要这样，是因为家中有人在生病痛苦，满堂的人都快乐不起来，何况病人的痛苦，片刻不能脱离，而此时医生若安然欢娱，傲然自得，这是人神都认为无耻的行为，也是至性至善的人所不能做的事情，这也是"医"的本意。

夫为医之法，不得多语调笑，谈谑喧哗，道说是非，议论人物，炫耀声名，訾毁诸医，自矜己德，偶然治瘥一病，则昂头戴面，而有自许之

貌，谓天下无双，此医人之膏肓也。

医生的准则是，不可以在病家面前多言多语、与病人调笑，不能不负责任地随便言语，更不能随便谈论是非，比如不要说前面医者的坏话，如此随便议论他者，以炫耀自己，而诋毁别人，也是可耻的。还有人，曾偶然治愈了一个病人，从此时刻挂在嘴上，且骄傲地昂头仰脸，目中无人，这些都是医生的膏肓不治之病。

这一点非常重要。不要评价别的医生，也不要评价别的医生开的方子，这是一个医生的自律。从你找我的这一刻开始，我只按我的脉象、我的思路去治病。不能靠诋毁别人而拔高自己。

所以医人不得恃己所长，专心经略财物，但作救苦之心，于冥运道中，自感多福者耳。又不得以彼富贵，处以珍贵之药，令彼难求，自炫功能，谅非忠恕之道。

所以医生不可以凭着自己的特长技能，一门心思谋取财物，而是应该发起救济苦难的心愿，在冥冥的轮回道上，也因为自己做了好事而心里踏实、感恩多福。更不可以因为病人有钱，就开出用珍贵药材的处方，让对方难以办到，以显示自己的功夫技能，这，也不是忠厚宽厚之道。

志存救济，故亦曲碎论之，学者不可耻言之鄙俚也。

因为我一心想救苦济世，故而来说这些琐屑的事，希望学医的人不要因为言语的粗鄙而瞧不起我的忠告。

总之，大医要医术精，且心意诚，以救苦济世为己任，如此才是苍生大医。凡医者，都要有如此的追求和作为才是。

脉象与四时

帝曰：脉其四时动奈何？知病之所在奈何？知病之所变奈何？知病乍在内奈何？知病乍在外奈何？请问此五者，可得闻乎？

岐伯曰：请言其与天运转大也。万物之外，六合之内，天地之变，阴阳之应，彼春之暖，为夏之暑，彼秋之忿，为冬之怒。四变之动，脉与之上下，以春应中规，夏应中矩，秋应中衡，冬应中权。是故冬至四十五日，阳气微上，阴气微下；夏至四十五日，阴气微上，阳气微下。阴阳有时，与脉为期，期而相失，知脉所分，分之有期，故知死时。微妙在脉，不可不察，察之有纪，从阴阳始，始之有经，从五行生，生之有度，四时为宜，补泻勿失，与天地如一，得一之情，以知死生。是故声合五音，色合五行，脉合阴阳。

帝曰：脉其四时动奈何？知病之所在奈何？知病之所变奈何？知病乍在内奈何？知病乍在外奈何？请问此五者，可得闻乎？

在这里，黄帝提出了五个问题。黄帝问道：一、脉象是怎样应四时的变化而变动的呢？二、怎样从脉诊上知道病变的所在呢？三、怎样从脉诊上知道疾病的变化呢？四、怎样从脉诊上知道病忽然发生在内部呢？五、怎样从脉诊上知道病忽然发生在外部呢？请问这五个问题，可以讲给我听吗？

岐伯曰：请言其与天运转大也。

岐伯回答：请让我讲一讲人体的阴阳升降与天运之环转相适应的情况。

一个脉诊，怎么就和天之运转这么大的事联系上了呢？其实，脉不外乎四时，四时不外乎五行，五行不外乎阴阳，阴阳不外乎天运。所谓脉象与天运转换的关系，就是春生、夏长、秋收、冬藏，这就是天运。春天的脉就得一点点浮上来，夏天的脉就得洪大一点，就是正常脉。春脉弦，夏脉洪，秋脉毛，冬脉沉，就是春生、夏长、秋收、冬藏。所以《黄帝内经》开篇全讲这些东西。如果冬天人的脉象全部上浮，那就会出危险。如果冬天脉沉，或把不到脉，却没事。就说明你身体自保产生了作用，知道把气往回收，这就是跟上了天运之变化，否则就没跟上。

具体的脉诊和四季的关联是如何体现的呢？岐伯接着说：

万物之外、六合之内、天地之变、阴阳之应，彼春之暖，为夏之暑，彼秋之忿，为冬之怒。

万物之外，六合之内，天地间的变化，阴阳四时都与人体阴阳相应。万物之外、六合之内、天地之变、阴阳之应，这四个都是主语，所以其中应该都是顿号。彼春之暖，为夏之暑，彼秋之忿，为冬之怒，这几个都是谓语，即，万物之外、六合之内、天地之变、阴阳之应这些，造成了春天的温暖，同时人体脉象浮越；导致了夏天的暑热，同时人体脉象洪大；导致了秋天的肃杀之气，脉象开始沉降；造成了冬天的寒藏之气，脉象开始伏藏，怒，就是憋着，沉。

其实，后面这句也可以翻译成：春之暖，形成了夏之暑；秋之忿，形成了冬之怒。也就是，没有春天的暖，就没有夏天的暑湿；没有秋天的肃降，就没有冬天的伏藏。

反过来讲，就是脉不外乎四时，都是跟四时有关的，四时不外乎五行，五行不外乎阴阳，阴阳不外乎天运。

应在天下事上，应在人身上，都是这几句话，肯定都应四时阴阳之变，没有起伏是不可能的。这几年大家可以见到，昨日的巨富，转眼就大厦将倾，为什么呢？一是摊子铺得过大，二是修为不够。所谓修为，一是不忘初心，找好自己的使命，认真去做。认真负责，真的很重要，糊弄百姓就是糊弄苍天，糊弄苍天就没好结果。二是不贪、不痴、不狂，贪则有难，痴则有怨，狂则死。三是要敬天、惜福，人知敬畏，就不会胡来；人惜福，就福报绵绵。老天对我们的爱，首先是对我们家庭的呵护，夫妻恩爱，子女贤良，否则就是鸡飞蛋打、一地鸡毛。

四变之动，脉与之上下，以春应中规，夏应中矩，秋应中衡，冬应中权。

也就是，四时气候的变化，人体的脉象也随之变化而升降浮沉。春脉如规之象，规主圆，轻虚而滑；夏脉如矩之象，矩主方，洪大而滑数；秋脉如秤衡之象，衡平，轻涩而散；冬脉如秤权之象，权沉，沉稳而滑。

《黄帝内经》用规、矩、衡、权，也就是圆规、尺子、秤杆和秤砣来取象四时的正常脉。这个四时正常脉，都有点流利滑，这是气血源源不断的本相，然后，春圆、夏方、秋平、冬沉，是四时之常脉。

是故冬至四十五日，阳气微上，阴气微下；夏至四十五日，阴气微上，阳气微下。阴阳有时，与脉为期，期而相失，知脉所分，分之有期，故知死时。

四时阴阳的情况也是这样，冬至到立春的四十五天，阳气微升，阴气微降；夏至到立秋的四十五天，阴气微升，阳气微降。四时阴阳的升降是有一定的时间和规律的，人体脉象的变化，亦与之相应。脉象变化与四时阴阳不相适应，即是病态。根据脉象的异常变化就可以知道病属何脏，再根据脏气的盛衰和四时衰旺的时期，就可以判断出疾病和死亡的时间。

微妙在脉，不可不察，察之有纪，从阴阳始，始之有经，从五行生，生之有度，四时为宜，补泻勿失，与天地如一，得一之情，以知死生。

微妙在脉，不可不察，察之有纪，纪就是规矩。这句是说，四时阴阳变化之微妙，都在脉上有所反映，因此不可不察。诊察脉象，有一定的纲领，就是从辨别阴阳开始，结合人体十二经脉进行分析研究，而十二经脉应五行而有生生之机；观测生生之机的尺度，则是以四时阴阳为准则；遵循四时阴阳的变化规律，不能有失误，则人体就能保持相对平衡，并与天地之阴阳相互统一。知道了天地升降之气合一的道理，就可以预决人的死生。

是故声合五音，色合五行，脉合阴阳。

所以，五声是和五音相应合的，五色是和五行相应合的，脉象是和阴阳相应合的。

最后这句"声合五音，色合五行，脉合阴阳"很重要。很多人总说阴阳五行要从哪里入手，就从声、色、脉入手。

声合五音，就是五声源于五脏，所以了解五声、五音，就是知五脏的变化，比如肝"在声为呼"、心"在声为笑"、脾"在声为歌"等。中医里脾声为"歌"，"歌"是脾的自救，唱歌可以宣脾，而《六字诀》里的脾"呼"是对脾的锻炼，脾病呼时须撮口，也得收腹，可以救治口臭、四肢生疮、食冷积不化等。

色合五行。脸色对应五行，五行各有其色。比如肝"在色为青"、心"在色为赤"、脾"在色为黄"，如果脸上有青又有白，对应肝和肺，所以要观察其变化，以知吉凶。所谓吉呢，就是好转；所谓凶呢，就是恶化。

脉合阴阳。比如数脉就属于阳脉，而沉脉就属于阴脉。

梦的解析

是知阴盛则梦涉大水恐惧，阳盛则梦大火燔灼，阴阳俱盛则梦相杀毁伤；上盛则梦飞，下盛则梦堕；甚饱则梦予，甚饥则梦取；肝气盛则梦怒，肺气盛则梦哭；短虫多则梦聚众，长虫多则梦相击毁伤。

这一段讲梦境与阴阳的关系。本来这一篇是讲脉法，中间插上这么一段谈论梦的，有点莫名其妙，而且这一段与《灵枢·淫邪发梦》雷同，所以这一段当是衍文。

是知阴盛则梦涉大水恐惧，阳盛则梦大火燔灼。
阴气盛则梦见渡大水而恐惧，阳气盛则梦见大火烧灼。中医讲的无非都是阴阳，其中，阴，对应五行当中的水，肾水主恐；阳，对应五行当中的火。

阴阳俱盛则梦相杀毁伤；上盛则梦飞，下盛则梦堕；甚饱则梦予，甚饥则梦取。
阴邪阳邪俱盛，则梦见相互残杀或毁伤东西（这属于阴阳相争）；上实下虚则梦飞腾；下实上虚则梦下坠；吃得过饱时，就会梦见给予别人食物；特别饥饿时就会梦见去取食物（这属于日有所思，夜有所梦）。

046

肝气盛则梦怒，肺气盛则梦哭。

肝气盛，则做梦好发怒气，这是肝主怒。肺气盛，则做梦悲哀啼哭，这是肺主忧。

短虫多则梦聚众，长虫多则梦相击毁伤。

这句道出了世间一个真相：小虫不争而聚众，大虫必争而相斗。短虫、长虫指什么呢？《黄帝内经》时代没有微生物的概念，但它还是意识到了人体内部有活物，它管那活物叫作"虫"。比如"中热则胃中消谷，消谷则虫上下作，肠胃充郭故胃缓，胃缓则气逆"，就是说中焦有热，则胃消化谷物过快，胃肠中寄生虫或微生物也会上下蠕动，如此，则肠胃很快就空廓，脾升胃降的功能一弱，胃气就可能上逆。我们现在把古人说的虫，基本标定为各种细胞或细菌。其实，各细胞团队之间的战斗，也是用"吞噬"或"吃"来表现的。大虫和小虫在战斗中的不同表现是：小虫不争而聚众。因为小，能量也小，所以需要抱团取暖，自保而已，无法争。而大的东西就不一样，要么你大，要么我大，总得论出高下，所以，大的东西，注定争斗，也注定孤独。

既然这一段写到梦了，咱们索性就谈谈梦的问题。

关于梦的研究，西方有一部著名的著作，即弗洛伊德的《梦的解析》。该书被誉为改变人类历史的书，是精神分析理论体系形成的一个重要标志。该著作曾与达尔文的《物种起源》、哥白尼的《天体运行论》并称为导致人类三大思想革命的经典之作。

1899年出版的《梦的解析》，被认为是精神分析心理学的正式形成。《梦的解析》告诉我们：梦是一个人与自己内心的真实对话，是自己向自己学习的过程，是另外一次与自己息息相关的人生。弗洛伊德在《梦的解析》中认为人在清醒的意识下面，还有一个潜在的心理活动在进行着，这种观点就是著名的潜意识理论。而且梦与疾病的关系，也通过此书，得到了部分阐释。隐秘的梦境所看见、所感觉到的一切，呼吸、眼泪、痛苦以及欢乐，并不都是没有意义的。

关于弗洛伊德，我在刚刚大学毕业时（20世纪80年代）当过"写作枪手"，为别人写过两本传记，一本是《弗洛伊德传》，一本是《孔子传》，后来出版没出版我就不知道了，但写作期间，我是兴趣高涨且有巨大收获的。之所以选择这两个人来写，是因为这两个人都有划时代的意义，我也是真心崇拜这两位，我记得写完《弗洛伊德传》后，竟然忘了这是别人付钱让我代笔的，自己居然还写了前言。那时候还没有电脑，都是一个字一个字地手写，所以最后文稿都没有留下来，也挺遗憾的。

弗洛伊德还有一件事，对我影响深远，就是精神分析运动逐渐发展起来的时候，他成立了"星期三心理研究小组"，把一批年轻的学者聚集在身边，又称维也纳精神分析小组，1902年发展为心理分析协会。这个小组可以说是史上最牛的学习小组，孔子是三千弟子，七十二贤人，而弗洛伊德的小组成员各个都成了杰出的精神分析学家，尤其以阿德勒、兰克、费登和荣格成就最大，其中阿德勒创立了个体心理学，荣格创立了分析心理学。

西方心理学对梦的系统研究，有以下几点：阿德勒认为，梦是在潜意识中进行的自我调整和激励，以及对未来目标的设定。美国心理学家弗洛姆认为，梦的功能是探讨做梦者的人际关系，并帮其找到解决这些问题的答案。实验心理学研究发现，梦的发生与人在睡眠状态下快速眼动和非快速眼动的周期性相关。一般来说，梦发生在快速眼动睡眠阶段，梦的内容也有规律。在第一、第二次眼球快动时，梦大多重演白天的经历；第三、第四次快速眼动时，梦多半是过去的情景和体验；第五次快速眼动持续时间最长，过去与最近的事互相交织。人们在睡眠中感觉身体不适或患了疾病，大多发生在第一、第二次快速眼动时做的梦，而慢性病的感觉可能出现在第三、第四次快速眼动时做的梦里。

真正的做梦只有在人类身上被直接证实发生过，不过很多人相信做梦也会发生在其他动物身上。动物已经确定会有快速眼动睡眠，然而它们的主体经验却难以确定。平均拥有最长快速眼动睡眠时期的动物是穿山甲。哺乳类可能是大自然中唯一，或者至少是最频繁的做梦者，因为和它们的睡眠模式有关。

也有人认为上述有关梦的解释是不科学的，梦只是人睡眠时的一种心理活动，梦中的心理活动与人清醒时的心理活动一样都是客观事物在人脑中的反映。梦中离奇的梦境是因人睡眠大脑意识不清时对各种客观事物的刺激产生的错觉引起的。如，人清醒心动过速时产生的似乎被追赶的心悸感，在梦中变成了被人追赶的离奇恐惧的噩梦；人清醒心动过慢或早搏时引起的心悬空、心下沉的心悸感，在梦中变成了人悬空、人下落的离奇恐惧的噩梦。梦中经常能感觉到一些人清醒时不易感觉到的轻微的生理症状，是因人在睡眠时来自外界的各种客观事物的刺激相对变小，来自体内的各种客观事物的刺激相对变强引起的。

弗洛伊德指出，任何梦都可分为显相和隐相：显相，即梦的表面现象，是指那些人们能记忆并描述出来的内容，即类似于面具；隐相，是指梦的本质内容，即真实意思，类似于面具所掩盖的真实欲望。

在弗洛伊德看来，梦的运作、化装主要通过压缩、移置象征、次级修正的过程把梦的显相完全歪曲：压缩，是显象的梦被转化为简略的形式，梦的某些成分被略去，另一些只以残缺的形式出现。移置，即一个不重要的观念或小事，梦中却变成大事或占据至要地位。象征，即以具体的形式代替抽象的欲望。它显示了梦作为通往潜意识的真实路径；能形成的内容（变化、矛盾、原因）中反映逻辑关系，但是以改头换面的方式出现。次级修正，即把梦中无条理的材料加以系统化来掩盖真相等。无论如何，在把握和接触实在，使人类摆脱遮蔽实在和歪曲实在的幻想中，弗洛伊德达到了某种顶点。在此方面，康德、尼采、马克思等可以称作他的同路人。但在这些伟人当中，弗洛伊德受到的攻击最多，他的理论也分化得最为厉害，他的人生之途也最为曲折。

荣格，是继弗洛伊德之后最有影响的精神分析学家，1912 年与弗洛伊德分裂后，创立了分析心理学，其核心是集体无意识理论、原型理论、人格类型理论及分析心理学体系。荣格是最贴近东方思维的一位大家，他反对把科学当作理解问题的唯一方式，而忽视东方洞察生命的直觉力量。他认为东方把一种更宽广、更高明、更深刻的理解事物本质的方式摆在世人面前——那就是通过生活去理解。这种东方的"实在论"是以高度发展的中国精神和行之有效的洞察力为基础的，而非某种神秘的直觉。他说："中国人对于生命体内部与生俱来的自我矛盾和两极性一直有着清醒的认识。"

我崇敬弗洛伊德的开创性，但我更爱荣格。

《灵枢·淫邪发梦》是怎样谈"梦"的？淫邪，指亢盛的邪气。这一篇论述了亢盛的邪气扰乱脏腑而形成梦的机理和表现，所以称之为"淫邪发梦"。这里"淫邪"二字令人困惑。我们都知道，"淫邪"二字有特定语境，当"淫邪"二字与梦相连时，还确实有点弗洛伊德的意味。因为弗洛伊德认为，梦不是偶然形成的联想，而是压抑的欲望（潜意识的情欲伪装的满足）。它可能表现对治疗有重要意义的情绪的来源，包含导致某种心理的原因。所以，梦是通往潜意识的桥梁。如果说梦是情欲伪装的满足，确实可以说是淫邪发梦，而且遗精里面有一条就是"梦遗"，是说有人因梦到男女之事而遗精。

但这绝不是说所有梦都是情欲的伪装。首先，人是因父母交欢而来，所以宿有淫根，这个不必避讳。比如这方面的很多事不必大人过分教育，女子二七一十四岁、男子二八一十六岁第二性征发育的时候，这些"淫根"就自然生发了。如果人性特别压抑的话，确实可以把"淫邪"沉于潜意识，而在梦中以其他的形式出现。

弗洛伊德理论中最核心的两大概念是性本能和死本能。但这也是他最被诟病的一点，这无非是因为他触及了某种禁忌。他"将本能分为两大类，即人类的两大需要——饥饿与性欲"。几乎所有的异议都指向他以"性"为中心的看法。实际上在我国，伟大的孔子也就短短的一句"食色，性也"，早就指出了这一真谛，然后便不再深说。但如果我们深究孔子所有的文献编著，不难发现，他在删改六经时，每一部分的开篇都在讲婚姻或性："《易》基《乾》《坤》，《诗》始《关雎》，《书》美釐降，《春秋》讥不亲迎。夫妇之际，人道之大伦也……阴阳之变，万物之统也。"（《史记》）这个问题处理好了，人类就可以稳步向前。

中国的圣人并不讳言性或激情会带给我们生活或生命以困惑、激励或损害，在这方面，孔子的表述是委婉含蓄的，他宁愿用音乐、用诗来告诉我们情感的平缓柔和所能给予我们的益处。我非常赞赏孔子的教育方式，他不是不知道什么是坏，而是告诉你什么是好，并且用"好的"，比如诗歌可以熏陶我们的人性，以趋吉避凶。相比之下，老子则敏锐直观得多，而且他似乎也喜欢用性的语言来描述宇宙的本质和生成，这对后来的内丹家的影响至为深远。而且，道教内丹学派并没有停留在理论构架和阐述上，而是在操作系统上对其不断地深化。其中，对阴阳气血的认识、对人体生命结构的认识都对中医学有所贡献。

人类的繁衍分两种，一是肉体繁衍，二是精神繁衍。但肉体繁衍的强大意志常常被阻隔。人的肉体繁衍，靠的就是这一丝淫念。这也是性的问题难以被理性、被头脑控制的原因。社会上有大量的手淫过度者,其病态已超乎想象,但他们不敢堂堂正正地问诊看病,人们对他们也缺乏理解和同情。于是,肉身的生命力被关进了黑箱,不容窥探。反之,传精神要比传肉身容易。虽说传精神的人难免孤独,但孤独就孤独,传的就是无形,传完转身就可以走,没有什么拖累。但肉身的欲望之痛,却是绵绵无期。

伟大的孔子已经指出了婚姻家庭对人的精神和肉体都有救赎的意义。现在大量的人惧怕婚姻和生育,那他们是真的清楚要传承精神呢,还是惧怕肉体传承的痛苦? 现在的婚姻状态真不容乐观,丧偶式婚姻、丧偶式育儿、无性婚姻等,已经把很多人的精神和肉身拖垮。丧偶式婚姻是一种形容婚姻生活不美满的描述,一般指夫妻一方冷漠对待家庭,无视家庭义务,虽然名义上没有丧偶,但是婚姻生活如同丧偶。

本来结婚成亲,是为了成为亲人,可现在竟然成了相互怨怼的仇人。说仇人也没错,古代有"匹敌"一词,配偶就是敌人,就是相爱相杀,关键看哪边占的分量更重。你若爱多一点,她就不是"黄脸婆"了;你抱她一下,她就绽放了,就红润了,马上变美女。你如果把她看成敌人,她只会越来越丑,为什么? 因为她像鬼一样跟你打,鬼,就是丑到极点。你不能活生生把老婆逼成鬼,等她像鬼了,你的生活就变成了地狱。所以美好的生活都是自己创造的,她的心境美若天仙,你的生活就是天堂。大多数人来此一生,并不是来创造历史的,而是想过上美好的生活,上天看着人类过上美好的生活,应该也会很有成就感吧!

其实,为什么所有的宗教都会讲"爱",就是爱会平息我们的欲望,让我们的原始欲望平缓下来。家庭里的"爱"是一个缩小版,我们先照顾好血缘之外的一个陌生人,然后再用"爱的结晶"把这份温柔传递下去,这也许才是每一个普通人最伟大的使命吧!

专题篇　解读《黄帝内经》中的"梦"——《灵枢·淫邪发梦篇第四十三》《素问·方盛衰论篇第八十》

先逐字逐句讲一下《灵枢·淫邪发梦》。

黄帝曰：愿闻淫邪泮衍奈何？

岐伯曰：正邪从外袭内，而未有定舍，反淫于脏，不得定处，与营卫俱行，而与魂魄飞扬，使人卧不得安而喜梦。气淫于府，则有余于外，不足于内；气淫于脏，则有余于内，不足于外。

黄帝曰：有余不足，有形乎？

岐伯曰：阴气盛则梦涉大水而恐惧，阳气盛则梦大火而燔焫，阴阳俱盛则梦相杀。上盛则梦飞，下盛则梦堕。甚饥则梦取，甚饱则梦予。肝气盛则梦怒，肺气盛则梦恐惧、哭泣、飞扬，心气盛则梦善笑、恐畏，脾气盛则梦歌乐、身体重不举，肾气盛则梦腰脊两解不属。凡此十二盛者，至而泻之，立已。厥气客于心，则梦见丘山烟火。客于肺，则梦飞扬，见金铁之奇物。客于肝，则梦山林树木。客于脾，则梦见丘陵大泽，坏屋风雨。客于肾，则梦临渊，没居水中。客于膀胱，则梦游行。客于胃，则梦饮食。客于大肠，则梦田野。客于小肠，则梦聚邑冲衢。客于胆，则梦斗讼自刳。客于阴器，则梦接内。客于项，则梦斩首。客于胫，则梦行走而不能前，及居深地窌苑中。客于股肱，则梦礼节拜起。客于胞䐈，则梦溲便。凡此十五不足者，至而补之，立已也。

黄帝曰：愿闻淫邪泮衍奈何？

泮，指冰雪融解。泮衍就是泛滥。黄帝问：我想了解淫邪之气在人体内流散蔓延的情况是怎样的。

岐伯曰：正邪从外袭内，而未有定舍，反淫于脏，不得定处，与营卫俱行，而与魂魄飞扬，使人卧不得安而喜梦。

岐伯回答：邪气从外侵入人体，而没有固定的侵犯部位，就会向内侵犯脏腑，而且与营血、卫气一起在体内流行，致使魂魄不能安宁，这样就导致人睡卧不宁而多梦。

人多梦的原因：邪气内侵，魂魄飞扬。肝魂肺魄，肝魂不收敛、肺魄不肃降，人就多梦。"正邪从外袭内，而未有定舍"这句，也很重要。一般邪气入侵人体，先入太阳，然后再进阳明。如果你里面特别空，就会直入少阴，未有定舍时，不好抓主证，一旦定住了，病证就明显了，病，反而好治了。

举个例子，我若和另一人同时在屋子里，这时候一股邪风过来了，他风邪直中哪里，我风邪直中哪里，两个人肯定不一样。风是一样的，进了我们身体到哪里不一样，最终将影响哪个脏器也不一样，所以最后得的病不一样。未有定舍，如果反淫于脏，因为脏是实的，腑是空的。邪气碰到实的，一般待不住，若真定住了，那就是大病。就好比心脏的能量特强大，一般邪气进不去，进不去怎么办？与营卫俱行，这时就会跟着气和血走，而与魂魄飞扬，这里的魂魄代指阴阳，就是跟阳魂升，跟阴魄降。如此气机就乱了，邪气导致肝魂不收敛、肺魄不肃降，人就多梦或不眠。久之，人则大病。

魂魄分离使人卧不得安而喜梦，魂魄交合，如同夫妻恩爱，看懂了身体里的"夫妻"，比如魂与魄，比如脏与腑，比如阴与阳，我们也许就知道如何做人间的夫妻了。恩爱相合，就是好，就是身体健康；不能阴阳和谐，就是魂魄分离，就是病，最后可能还是死。说来说去，肉身即本性，不尊重肉身，就是忤逆本性。

气淫于府，则有余于外，不足于内；气淫于脏，则有余于内，不足于外。

如果邪气侵犯六腑，就会使在外的阳邪过盛而在里的真阴不足。如果邪气侵犯五脏，就会使在里的阴邪过盛而在外的真阳不足。

黄帝曰：有余不足，有形乎？

黄帝问：人体阴气和阳气的过盛与不足，有具体表现吗？

岐伯曰：阴气盛则梦涉大水而恐惧，阳气盛则梦大火而燔焫，阴阳俱盛则梦相杀。上盛则梦飞，下盛则梦堕。甚饥则梦取，甚饱则梦予。肝气盛则梦怒，肺气盛则梦恐惧、哭泣、飞扬，心气盛则梦善笑、恐畏，脾气盛则梦歌乐、身体重不举，肾气盛则梦腰脊两解不属。

这一段的前半部分和《素问·脉要精微论篇》相同。岐伯答道：如果阴邪亢盛，人会梦见渡涉大水而感到恐惧。阳邪亢盛，人就会梦见大火烧灼的景象，表现在身体上也可能是高烧。阴气和阳气都亢盛，会梦见相互厮杀。人体上部邪气亢盛，梦见身体在天空飞腾。人体下部邪气亢盛，梦见身体向下坠。过度饥饿的时候，会梦见向人索取东西。过饱的时候，会梦见给予别人东西。肝邪亢盛，人做愤怒的梦。肺邪亢盛，人会做恐惧、哭泣和飞扬腾越的梦。心气亢盛，人会梦见好喜笑或恐惧畏怯。脾气亢盛，人会梦见歌唱奏乐或身体沉重不能举动。肾气亢盛，人会梦见腰脊分离而不相连接。

凡此十二盛者，至而泻之，立已。

以上所谈的这十二种气盛所形成的梦境，分别使用针刺泻法，很快就能痊愈。这十二种是：阴气、阳气、阴阳俱盛、上、下、饥、饱、肝、肺、心、脾、肾，这十二种"盛"，属于邪气实，实，则用泻法，泻之立已，已，痊愈之意。

厥气客于心，则梦见丘山烟火。

厥，一般翻译成"其"。客，指本来就不是这儿的人，来做不速之客，就是侵犯。正气虚弱而邪气侵犯于心，就会梦见山丘烟火弥漫。心，对应火。

客于肺，则梦飞扬，见金铁之奇物。

邪气侵犯肺，则梦见飞扬腾越，或金石类奇形怪状的东西。肺，对应金。

客于肝，则梦山林树木。

邪气侵犯肝，则梦见山林树木。肝，对应木。

客于脾，则梦见丘陵大泽，坏屋风雨。

邪气侵犯脾，梦见丘陵和大水坑，或者梦到风雨中毁坏的房屋。脾，对应土和湿。

客于肾，则梦临渊，没居水中。

邪气侵犯肾，会梦见站在深渊的边沿，或浸泡在水中。肾，对应水。

以上是邪气侵犯五脏会出现的梦。所梦之象都与五脏所属五行相关。

下面是邪气侵犯六腑会出现的梦。

客于膀胱，则梦游行。

邪气侵犯膀胱，会梦见漂荡，或水湿流行。

膀胱与肾相表里。有些人夜梦漂荡，也可能是尿憋的。很多小孩子尿床，刚开始都是做梦找厕所，梦到终于找到时，就痛快地尿起来，这时就会惊醒。

关于小孩尿床的问题，要多方面分析。有一个被收养的小女孩一直尿床，尿到了十岁，她的养母最近生了个男孩子，这小女孩的尿床突然又加重了，其实，这跟她内心巨大的不安全感有关。于是我拉着小女孩的手谈了一次话，同时开了十服小通脉四逆汤，孩子妈说吃完第一服就不再尿床了。那到底是谈话管用了，还是吃药管用了呢？很难说。但一定是谈话和吃药都有用，谈话祛除了她的不安全感；吃药，发挥了阳气的固摄作用。

还有些孩子是白天玩得太累了，晚上睡得死，会尿床。但现在的孩子白天不那么贪玩了，而且现在的孩子睡得也晚，所以现在孩子尿床的少。如果有尿床的毛病，一定是阳气的固摄能力差，所以也好治。现在的父母在孩子问题上太焦虑了，比如前几天有个家长说她孩子夜里四点的时候左脚会抽搐一下，我说夜里四点你不睡吗？一夜夜地盯着孩子，盯也盯出病来了，半夜脚偶尔抽搐一下很正常。这样盯着孩子，家长和孩子身体都不会好。

客于胃，则梦饮食。

邪气侵犯胃，梦见食物。胃为仓廪之官。

客于大肠，则梦田野。

邪气侵犯大肠，则梦见广袤的田野。

客于小肠，则梦聚邑冲衢。

邪气侵犯小肠，梦见许多人聚集在广场或要塞。这大概跟小肠一节节的有关吧。

客于胆，则梦斗讼自刳。

邪气侵犯胆，梦见同人争斗、诉讼或自杀。胆属于霹雳火，胆气邪盛就好斗。

上面是邪气侵犯六腑的梦象。下面是邪气侵犯人体部位导致的梦境。

客于阴器，则梦接内。

邪气侵犯到生殖器的，梦见性交。

张仲景在谈到这个病时说："脉得诸芤动微紧（脉象芤为血不足，微紧为有寒痛。诸紧为寒为痛），男子失精（滑精、梦遗等），女子梦交（鬼交），桂枝加龙骨牡蛎汤主之。"看来此病自古有之。现在有这种病的人有没有呢？有，但他们基本不求医，因为难以启齿，而且也没人愿意相信他们。有个女子夜夜梦交，身心已憔悴不堪，这些基本就是《聊斋》里的故事，古代要靠道士、和尚驱妖作法，现在看就是阴阳俱虚，须用龙骨牡蛎以重镇安神。但久病者，刚开始也不能用这个方子，因为太虚了，得先给身体打打底。

客于项，则梦斩首。

邪气侵犯到项部，会梦见被杀头。

客于胫，则梦行走而不能前，及居深地窌苑中。

邪气侵犯到小腿，梦见想走路却不能前进，或被困在地下深处的窖园中。

客于股肱，则梦礼节拜起。

邪气侵犯到大腿的，梦见行礼跪拜。

客于胞䐈，则梦溲便。

邪气侵犯到尿道和直肠的，会梦见解大便、小便。

凡此十五不足者，至而补之，立已也。

以上所谈这十五种正气不足而邪气侵袭的梦境，分别运用针刺补法，很快就能痊愈。

至此，《灵枢·淫邪发梦》讲完。这里面给我们最重要的提示是：梦境，可能跟身体状态有关，跟疾病有关，甚至有时我们可以通过做梦找到病人生病的根源。比如前些日子有个女孩求我给她母亲看一下突然增高的血压，我午睡时竟然梦到其母亲在骂她丈夫："装什么宰相在前面走，我还不知道你是啥东西！"醒来一问女孩，女孩说她妈骂她爸的口头禅就是："装什么大头蒜，离了我你早死八百回了！"一下子就清楚她妈病的根源了，一生都轻慢丈夫，这次肯定是丈夫回了狠话，女人的气就一下子顶上来下不去了。女儿说，爸爸跟她妈说没说狠话不知道，但爸爸跟她说不想忍了，想给女孩找个新妈妈！谁肯放弃自己欺负了一辈子的男人？再说，岁数大了，这妈想找个再继续欺负的人也不容易啊！这血压能不往上蹿吗？

咱们索性把《内经》关于梦的说法彻底说透。在《素问·方盛衰论》里再次谈到了梦的问题。

是以少气之厥，令人妄梦，其极至迷。三阳绝，三阴微，是为少气。是以肺气虚，则使人梦见白物，见人斩血借借，得其时，则梦见兵战。肾气虚，则使人梦见舟船溺人，得其时，则梦伏水中，若有畏恐。肝气虚，则梦见菌香生草，得其时，则梦伏树下不敢起。心气虚，则梦救火阳物，得其时，则梦燔灼。脾气虚，则梦饮食不足，得其时，则梦筑垣盖屋。此皆五脏气虚，阳气有余，阴气不足。

是以少气之厥，令人妄梦，其极至迷。三阳绝，三阴微，是为少气。

所以，气虚厥逆，使人梦多荒诞；厥逆盛极，则梦离奇迷乱。三阳之脉悬绝，三阴之脉细微，就是所谓少气之候。

是以肺气虚，则使人梦见白物，见人斩血借借，得其时，则梦见兵战。

肺气虚则梦见白色的事物，因为肺金为白，白，也可以指悲惨的事物，或梦见人被杀流血，尸体狼藉，当金旺之时，则梦见战争。

肾气虚，则使人梦见舟船溺人，得其时，则梦伏水中，若有畏恐。

肾气虚则梦见舟船淹死人，当水旺之时，则梦见落入深水之中，心生恐惧。

肝气虚，则梦见菌香生草，得其时，则梦伏树下不敢起。

肝气虚，就会梦到香菌及花草，得其木旺之时，则梦见趴在树下不敢起来。

心气虚，则梦救火阳物，得其时，则梦燔灼。

心气虚，就会梦到救火或雷电交加的现象，得其火旺之时，则梦见大火啊，或者身体发烫、发烧。

脾气虚，则梦饮食不足，得其时，则梦筑垣盖屋。

脾气虚则梦到饮食不足，得其土旺之时，则梦见砌墙盖房子这些事。

此皆五脏气虚，阳气有余，阴气不足。

这些都是五脏气虚，阳气有余，阴气不足所致。

现在临床上，有人是多梦，有人是杂乱无章的梦，有人是噩梦，若长期噩梦连连，也常是身体虚弱或患有疾病的预兆。而另一种说法是：人类正是在噩梦中进行安全训练，是大脑在虚拟环境中对如何处置危险情况的预演。还有的妇女在怀孕的时候会有胎梦。比如在《诗经》里就说过，女人怀孕后如梦见熊罴[①]为男儿，梦见蛇是女儿。

关于梦的分类，《周礼·春官》中明确提出六大梦：正梦、噩梦、思梦、寤梦、喜梦、惧梦。

正梦，是指在没有内外因素刺激的情境下，心无杂念、无忧无虑的自然之梦。这种梦因无明显的刺激因素，醒后也没有什么心理影响（大多也没有记忆），有时候倒比较接近"至人无梦"的境界。

噩梦，多指梦魇，常常由梦中焦虑发作引起，典型情况是在下半夜发生威胁安全、危及生命的恐怖梦境，梦者往往惊恐万状，动弹不了，醒后

---

① 熊和罴，皆为猛兽。比喻勇士或雄师劲旅。也借指生育男孩之兆。

久久不能平静。

思梦，一般认为这是由思念、追忆引起的梦。"夜夜之梦各异，有天有地有人有物，内思成之。"这与弗洛伊德所谓梦是欲望的满足相似。

明代陈士元集历代诸家梦说，写了本《梦占逸旨》。首先他认为梦是魂魄的功能，梦能预测未来（"梦者，神之游，知来之镜也"），梦属于精神范畴（"神遇为梦"）。同时他将梦分成九种：气盛之梦、气虚之梦、邪寓之梦、体滞之梦、情溢之梦、直叶之梦、比象之梦、反极之梦、厉妖之梦，大大深化了对梦的研究。

比如"情溢"的意思就是七情过度，而"情溢之梦"就是因心理、感情因素而招致的梦。陈士元在他的著作中提到，特别高兴的人，就会梦见门窗是开着的；过于发怒的人，就会梦到门窗之类的是关着的。而"直叶之梦"就是说你做的这个梦得到了应验。比如梦见某人，你当真就见到某人；梦到一只小鹿，果然见到了小鹿等。而"比象之梦"就是因象比类而有应验之梦，比如，某人将要当官，会梦见棺材；某人要发大财，就会梦到自己满身污秽不堪；某人将要人前显贵，就会梦见自己登高等。而"反极之梦"就是我们常说的"梦都是反着的"，指梦后所见之事实与梦中截然相反。比如梦见歌舞，反倒是有哭泣、口舌或诉讼之事。梦见大鱼大肉，实际上可能是做梦者饥肠辘辘；梦见温暖的东西，做梦者可能十分寒冷。"厉妖之梦"，实际上就是梦中出现妖魔鬼怪的梦，一般来说，人之所以梦见妖魔鬼怪，是因为"志虑疑猜，神奇昏乱"所致。

关于梦的产生，现代研究的结论是，人在睡眠时，脑细胞也进入放松和休息状态，但有些脑细胞没有完全休息，微弱的刺激就会引起它们的活动，从而引发梦境。比如，白天有一件事令你特别兴奋，临睡前你还在想着这件事，当大脑的其他神经细胞都休息了，这一部分神经细胞还兴奋着，你就会做一个内容相似的梦，正所谓"日有所思，夜有所梦"。也有人说：梦是一种没有含义的幻象，是大脑在处理感觉输入的随机脉冲时所产生的一种幻象。

无论如何，我们的生命被分成了两部分，一部分是现实的人生，一部分是梦中的人生。而"庄周梦蝶"的故事则引发了我们对生命的哲学思考。总之，人们对弗洛伊德关于梦的理论认同度是非常高的，即认为梦具有深层含义。也许东方文化更容易相信梦的潜意识含义。因为梦确实没有明显的外源性，于是人们更倾向于认为梦是自己内在想法的一种独特展示。

总结而言，关于梦，《黄帝内经》认为：（1）"秋刺春分……令人益嗜卧，又且善梦。"即，秋天误治，会导致心气伤，火不生土，反而使人嗜卧，心不藏神，又且多梦。（2）阴邪盛、阳邪盛或阴阳俱盛会导致多梦。（3）五行不均衡导致多梦。比如肝气盛则梦怒，肺气盛则梦哭。（4）五脏气血大虚，导致"妄梦"。

总之，梦境属于阳不入于阴，或五行不平衡带来的身体困境，或魂与魄的问题。从某种意义上说，做梦是异相睡眠的特征之一，即梦是睡眠的一部分，睡眠，有深睡和浅睡，在浅睡眠中，人们会感觉到梦的存在。这也是人们在浅睡眠中得不到真正休息的原因。所谓睡得深沉，就是阳气可以入阴，肝魂、肺魄能纠缠在一起。肝魂、肺魄，不纠缠在一起的话，人就多梦。所谓睡得好，不是睡得多，而是第一入睡快，头一挨枕头就着；第二是一夜无梦；第三是早上一起来，就如同满血复活，犹如新生。

因此，对人有损害的不是做梦，而是做梦背后的魂魄分离。反之，如果强行对梦剥夺，会导致人体一系列生理异常，如血压、脉搏、体温以及皮肤的电反应能力均有提高的趋势，植物神经系统机能有所减弱，同时还会引起人的一系列不良心理反应，如出现焦虑不安、紧张、易怒、感知幻觉、记忆障碍、定向障碍等。所以，那些有自我满足、降低心理压力的梦是可以存在的，但多梦、乱梦和噩梦还是要治疗的。

养生智慧——如何治疗多梦

《伤寒论》里没有涉及梦，《金匮要略》里谈到了。

（1）"虚劳里急，悸，衄，腹中痛，梦失精，四肢酸疼，手足烦热，咽干口燥，小建中汤主之。"

这个指梦遗，是大虚劳证，用小建中汤救治。

（2）"男子失精，女子梦交，桂枝加龙骨牡蛎汤主之。"

这个也属于虚劳，但已干扰神明，所以是桂枝加龙骨牡蛎汤主之。

（3）"血气少者属于心，心气虚者，其人则畏，合目欲眠，梦远行而精神离散，魂魄妄行。阴气衰者为癫，阳气衰者为狂。"

说心气不足的人，时常有恐惧感，闭起眼睛想睡觉又睡不好，会梦见自己行远，并精神分散，心神不安。如果阴气衰弱的就成为癫病，阳气衰弱的就成为狂病。这个虽没有说该用什么方子，但已经指出病根在于心血虚、心气虚，从这两个方面入手治疗就好了。如果阴血不足，收摄力就不够，阳不入于阴，这时不仅失眠，还有点虚烦，甚至心慌。这时，可以使用黄连阿胶鸡子黄汤。

无论如何，梦是一封没有翻译、没有注释的远古来信，是隐藏着秘密的乱码，如何解读这封信，是我们每个人隐秘的功课。

关于梦，到此告一段落。

持脉有道，虚静为保

是故持脉有道，虚静为保。春日浮，如鱼之游在波；夏日在肤，泛泛乎万物有余；秋日下肤，蛰虫将去；冬日在骨，蛰虫周密，君子居室（深居其室而无烦扰）。故曰：知内者按而纪之，知外者终而始之（五色五行）。此六者（春夏秋冬内外），持脉之大法。

文章突兀地插了一段梦后，又回到诊脉的问题。这一篇讲脉要精微，都是在讲脉的问题。讲到这里，要将脉法提升到一个"道"的层面。

持脉有道，虚静为保。

这个"道"表现在哪里呢？"虚静"二字，虚其心，静其志，方能把脉。有人注意到了，我把脉时会不由自主地闭上眼睛，其实，闭眼睛就是把神收回来了，心无旁骛，清净其意，就是虚静。

春日浮，如鱼之游在波；夏日在肤，泛泛乎万物有余；秋日下肤，蛰虫将去；冬日在骨，蛰虫周密，君子居室。

这是在讲春夏秋冬的脉象。春弦夏洪，秋毛冬石；四季和缓，是谓平脉。

春日浮，如鱼之游在波。

春日浮，气血渐渐浮越，脉象也是浮脉，怎么描述这个浮脉呢？如鱼之游在波，像鱼儿浮越在水面，沉不下去，大家可以在春天去看池塘里的鱼，仿佛失重一样漂浮在水面，按都按不下去，就叫浮。人也一样，如果生机起不来，脉象就浮越不上来，如果生发太过，人就会头昏脑涨。古人描述脉象，基本都是诗意的语言，没有诗性，还真把握不了脉象。

比如，《素问》里说浮脉："如微风吹鸟背上毛，厌厌聂聂（轻泛的样子），如循榆荚（就好像飘落的榆荚）。"

崔氏说浮脉"如水漂木"（我们都看过水上漂荡的树木），黎氏说浮脉"如捻葱叶"，所以，没有诗性和对生活场景的细致观察，就描绘不出脉象。

夏日在肤，泛泛乎万物有余。

夏日的脉象，洪大易取，泛泛乎万物有余。夏天万物都是舒展的样子，夏天的脉象也是洪大绽放的。无论浮脉、洪脉，谈的都是象，都是感觉。人的感觉、直觉越好，学中医就能学得越好。

秋日下肤，蛰虫将去。

到了秋天，脉象就像要离去冬藏的蛰虫，慢慢下沉了，皮肤上只有细微的感觉。秋天的正常脉象，一般称为毛脉。

冬日在骨，蛰虫周密，君子居室。

到了冬天的时候，脉象就要推之在骨了，这是形容沉脉。沉脉，重手按至筋骨乃得。如石投水，必及其底。《濒湖脉学》描述为"沉脉法地，近于筋骨，深深在下，沉极为伏"。冬天的正常脉是沉脉，像什么呢？像虫子冬藏，像君子安静地深居密室。这里有两个问题：一是这里为什么不说百姓而说君子呢？君子知四时养生之道，而百姓不明此理，就会反四时养生之道。二是"居室"，房子有庭、有厅、有堂、有房、有室，它们的区别何在呢？庭，指庭院，有庭院就有树木花草，就有闲暇的心。厅，是家人聚会的地方，宜宽大舒适。明堂，指家门入口处，宜干净明亮。房，指书房或耳房。室，则是卧室了，比较私密安静。所谓登堂入室，登堂只是入门，入室弟子才是私传密授。

古话说：要想学得会，得跟师父"睡"。大家别想歪了，这是说师父在床上睡，徒弟在地下随时伺候着。徒弟刚来的时候，要给师父交学费学本事，还得帮师父带娃、打扫院子，总之，得勤快。最初徒儿每天还得晚睡早起，要不师父一脚踩着你就过去了，那哪儿成啊。得了师父的欢喜，就是师父要给你钱养家糊口了。

冬天脉沉。而沉脉的病脉是：沉脉主里，有力里实，无力里虚。沉则为气，又主水蓄，沉迟痼冷，沉数内热，沉滑痰食。沉涩气郁，沉弱寒热，沉缓寒湿，沉紧冷痛，沉牢冷积。

学《内经》的关键就是要明春生、夏长、秋收、冬藏。《黄帝内经》可以说篇篇都是这几个字，当然了，其中还有个长夏的"化"字。春生对应肝、夏长对应心、长夏对应脾、秋收对应肺、冬藏对应肾，如此，就是生长化收藏。没有中间那个"化"，生也不长，长也不成，收也无收，藏也不藏。中国文化的守时、守位，就是生命健康之道。《黄帝内经》翻来覆去地讲，可有多少人听进去了呢？！

脉象，其实就是一个人的精气神，你躁，它就躁；你柔和，它就柔和；你气喘吁吁，它也就气喘吁吁。而且，你有没有顺应自然，脉象也知道，《濒湖脉学》说："春弦夏洪，秋毛冬石；四季和缓，是谓平脉。"不这样，就是没顺应自然，如果秋见弦脉、冬见洪脉，就是逆天而行，就属于大病。

体会脉象，靠的是我们的观察和艺术感觉，没有生活体验和文学修养是学不了脉的。比如要想明白"屋漏脉"，你就要在下雨的时候，看房檐滴水，如果嗒嗒嗒连续不停，还没事，记住为什么连续着都没事，一断就有事。若是嗒嗒两下停半天，然后又嗒嗒嗒，这就是脉象即将衰竭的"屋漏脉"。这个脉就不单纯是指寸脉，如果是寸脉出现一会儿停一会儿，属于心脏问题，这叫结代脉；如果是整体脉象出现屋漏就是要死的脉象了。

故曰：知内者按而纪之，知外者终而始之。此六者，持脉之大法。

这段翻译过来就是，因此说：要知道五脏六腑的情况，一定要通过把脉。要知道外部经气的情况，可从经脉循行终始及五色五行上诊察。春、夏、秋、冬、内、外这六个方面，是诊脉的大法。即，要了解四时之脉，也要知道五脏六腑变化之脉，以及外在望诊之五行生克。掌握了这六个方法，你才能把一个人全方位看透。

五脏病脉的脉象

　　心脉搏坚而长，当病舌卷不能言；其耎而散者，当消渴自已。肺脉搏坚而长，当病唾血；其耎而散者，当病灌汗，至令不复散发也。肝脉搏坚而长，色不青，当病坠若搏，因血在胁下，令人喘逆；其耎而散色泽者，当病溢饮。溢饮者，渴暴多饮，而易入肌皮肠胃之外也。胃脉搏坚而长，其色赤，当病折髀；其耎而散者，当病食痹。脾脉搏坚而长，其色黄，当病少气；其耎而散色不泽者，当病足胻肿，若水状也。肾脉搏坚而长，其色黄而赤者，当病折腰；其耎而散者，当病少血，至令不复也。

　　帝曰：诊得心脉而急，此为何病？病形何如？

　　岐伯曰：病名心疝，少腹当有形也。

　　帝曰：何以言之？

　　岐伯曰：心为牡脏，小肠为之使，故曰少腹当有形也。

第一部分都是先说五脏脉象搏坚而长会怎么样，脉象软而散会怎么样。我们先说心脉。

心脉搏坚而长，当病舌卷不能言；其耎而散者，当消渴自已。

心脉，左寸，若搏击指下，坚硬而长，为心经邪盛。（真正的好脉，就是宽大柔和、沉稳有力，但是不可以太有力。）若脉象出现坚而长，就是心脏出问题了，会病舌卷而不能言语，因为"舌为心之苗"，舌头不利索就是心脏的问题。若其脉软而散的，会表现为消渴，待其胃气来复，病会自行痊愈。

为什么会出现坚而长的脉象呢？今天早上出来上课，四环堵了，司机嘟囔了一句："这堵得像停车场一样。"我听着很有艺术感觉，堵车就像人体经脉被堵，出车祸的地方就是阴阳相争，这地方就弦、就紧，这个地方就会出现疼痛。后面就越来越慢、越来越堵，堵成乱糟糟的停车场后，就是生命的瘫痪。

耎，就是软，软，就是弱，沉而柔细曰弱。《素问》曰："脉弱以滑，是有胃气。脉弱以涩，是谓久病。病后老弱见之顺，平人少年见之逆。"

就是老弱病残见弱脉是好事，少年见弱脉就不好。散脉，我们讲过，产为生兆胎为堕，就是产妇见散脉要生产了，孕妇见散脉要流产了。久病逢之不必医，就是久病若见散脉就不要救了。这里是说，心脉若见软和散脉，会出现渴，这表示经脉开始平稳运行了，等胃气恢复，病就自愈了。已，是病愈的意思。这一段就是告诉我们，心脉，从搏坚而长到耎而散，意味着从病重到病愈。

肺脉搏坚而长，当病唾血；其耎而散者，当病灌汗，至令不复散发也。

肺脉出现搏坚而长，就有可能病痰中带血；其脉软而散的，为肺气不足，当病汗出不止，灌汗，就是汗出不止。在这种情况下，绝不可以再用发散的方法治疗。

肝脉搏坚而长，色不青，当病坠若搏，因血在胁下，令人喘逆；其耎而散色泽者，当病溢饮。溢饮者，渴暴多饮，而易入肌皮肠胃之外也。

肝脉如果搏坚而长，色不青，指望诊未见面有青色，若是肝病内发，其面色当青，不管脸色哪里青都属于肝寒，今反不青，知其病非由内生，当为跌打损伤或打架所伤，因瘀血积于胁下，阻碍肺气升降，所以使人喘逆；如果其脉软而散，加之面目颜色出现不正常的鲜泽的，当发溢饮病，溢饮病口渴暴饮，因气不化水，水气易流溢于肌肉皮肤之间和肠胃之外，这就叫"溢饮"。溢饮病为什么会出现色泽鲜艳？就是水肿把皮都撑得亮亮的，貌似很好看，其实是病。

肝经"肝别贯膈，上注肺"。这是肝与肺的关联，所以肝经病变，会引发肺的喘逆之症。同时，肝肾同源，肝伤，肾亦伤，肾不纳气，则是喘。大家看喘，都是在上面捯气，那这种人上呼吸机能不能好？不能。因为真正把气收住的是肾气，戴呼吸机并不能解决肾气的问题。

胃脉搏坚而长，其色赤，当病折髀；其耎而散者，当病食痹。

胃脉坚而长，搏击指下，会出现面色赤，这是阳明胃火上炎，同时病胯骨骨痛如折，因为胃经走两胯，这就是胃血不足所致。如果胃脉软而散的，则胃气不足，当病食痹，食痹就是吃不下，胃经"下膈，属胃络脾"，食则痛闷而不舒服。

脾脉搏坚而长，其色黄，当病少气；其耎而散色不泽者，当病足胻肿，若水状也。

脾脉坚而长，搏击指下，面部色黄，脾病望诊的最大特点就是面色苍黄，这是脾气不运造成的，脾气不升，当病少气，就是土不生金。如果脾脉软而散，面色不润泽，为脾虚，土不克水，则水湿泛滥，当病足胫浮肿如水状。

肾脉搏坚而长，其色黄而赤者，当病折腰；其耎而散者，当病少血，至令不复也。

肾脉坚而长，搏击指下，面色黄而带赤，脾黄、心赤，这是心脾之邪盛侵犯于肾，肾受邪伤，当病腰痛如折；如果肾脉软而散，当病精血虚少，使身体不能恢复健康。

以上是五脏病脉的脉象与症状，另外还加上了六腑里的胃。因为胃脉的平和是一切脉象的根本，有胃气，脉就有根，就有不断前行的动力。胃气一败，诸气皆败。

帝曰：诊得心脉而急，此为何病？病形何如？

黄帝问：诊脉时，其心脉劲急，这是什么病？病的症状是怎样的呢？

这又是黄帝在帮我们问问题。中医不怕问问题，但是要会问问题，你如果只说西医病名，就没法回答。几年前，我看了一个皮肤病，患者脸上、手上都长了厚厚的一层像苔藓一样的东西，有人说是湿疹，但湿疹不会那么厚，也没有花斑的颜色，问中医，谁也叫不上这病的名称。只好按脉象、按医理去治，最后还是治愈了。所以，病名不重要，重要的是医理、药理、脉象、方子。还有人看胃疼，但没说她有HPV抗体两个阳性，胃疼好了以后，HPV两个阳性也转阴了。所以，看病实际上是很奇妙的。你说你胃疼，可我开方子可不只是针对你的胃疼，我只不过在调整你的气机，把气机调理好了，身体就强壮了，就知道病灶在哪里了，到了病灶点后，解决问题就要先排出一些"污泥浊水"，这就是发病反应，有人说，我吃了一个月药，也没见发病反应，那只是病太深，掀不动而已。以这个原理看，就是同样一个方子，给不同的人喝，会各治各的病。胃疼、HPV抗体阳性，这些都只是表象，真正的问题是病证的"证"，而不是症状的"症"，所以我要掌握你生命的很多问题，而不仅仅是个胃疼，所以你光说胃疼，这病是没有办法看的。

岐伯曰：病名心疝，少腹当有形也。

岐伯回答：这种病名叫心疝，少腹部位一定有表征出现。

帝曰：何以言之？

黄帝问：为什么这么说呢？

岐伯曰：心为牡脏，小肠为之使，故曰少腹当有形也。

岐伯回答：心为阳脏，牡牝是公牛、母牛的学名，牡为阳，牝为阴。"心为牡脏"即是说心为阳脏，指心的属性是阳中之少阳。心与小肠为表里，小肠是心的使者。心病传于小肠腑，小肠受之，为疝而痛，小肠居于少腹，所以少腹会有病态反应。

本来是心脉急，可病症为什么显现在小肚子上了呢？心与小肠相表里是其一，更重要的是"心不受邪"，我们的心脏是脏腑里最强大的，不到万不得已，它是不会倒下的。只要它一倒下，生命就危险了。所以心之邪气，都要由小肠先担着。心之邪，除了小肠担着，还有谁来担着呢？心包，膻中者，喜乐出焉，心邪重，心包就不喜乐了，人就会战战兢兢。再有，生命最需要心肾相交，心邪重后，心肾相交也会出问题。另外，心主神明，神明一旦受邪，就是大问题。大家不要以为人发疯了就是舞刀弄棒，乱吼乱叫，比这个更吓人的是起了杀心，那些看上去比正常人还正常的人，却可以残忍地、冷静地杀人。这种人已经不是人，而是厉鬼了。

胃脉及胃病

帝曰：诊得胃脉，病形何如？

岐伯曰：胃脉实则胀，虚则泄。

帝曰：病成而变何谓？

岐伯曰：风成为寒热，瘅成为消中，厥成为巅疾，久风为飧泄，脉风成为疠。病之变化，不可胜数。

帝曰：诊得胃脉，病形何如？

黄帝问：诊察到胃脉有病，会出现什么病变呢？

岐伯曰：胃脉实则胀，虚则泄。

岐伯回答：胃脉实，则邪气有余，会出现腹胀满病；胃脉虚，则胃气不足，会出现泄泻病。

这下大家就明白了，只要吃完饭肚子胀、胃胀，就是邪气有余，导致胃气不降。胃，本性是阳明燥火，寒重、火不足，则化不动食物，而且气不往下走，久之，还会便秘。胃气，虚则泄，这是说阳明燥火虚，胃与大肠同属阳明，胃寒，则不能腐熟食物，大肠寒，则不能使大便成形，所以大便不仅泄泻，而且还完谷不化、夹带食物残渣等，就成了吃什么拉什么。实际上，大肠内容是从小肠分清泌浊而来，小肠属于太阳，太阳不足，其分清泌浊的能力就变弱了，于是连汤带水都给大肠了，大肠说自己

"津"的能力也不成了，于是就直接水泄了。

腹胀和泄泻这两个毛病，现在很多人都有。有些人揉腹也不成，艾灸也不成，这时，就只能吃药了。又有人问：吃什么药啊？每个人会不同，但驱寒是重点，还得知道是什么导致胃寒的，是生气郁闷，还是寒凉杂食？把这些弄清楚了，才好办。

一般来说，身体健康有几项指标：第一，头脑灵活、手脚利索、温暖。第二，睡眠好，入睡不难，起床精神。第三，排便规律，"香蕉便"（粪便的直径和长度都跟香蕉差不多）。第四，性功能正常。如果这四项都出问题了，那就要小心了。所以，下面再谈一个重要的问题，即，疾病的形成与发展。

帝曰：病成而变何谓？

黄帝问：疾病的形成和发展变化又是怎样的呢？

这里有个问题，什么情况下病最好治？就是病未成时。很少有人会在这个时候求医问药，所以，大病都是拖出来的。病成，就是病已成形，或有瘀血，或有肿瘤，总之用西医的话说，就是人体各项指标都开始有变化，继续发展，就是恶变。中医所言"不治已病治未病"就有此意，一旦病已成形，就难治了。

然后岐伯举了五个例子。

岐伯曰：风成为寒热，瘅成为消中，厥成为巅疾，久风为飧泄，脉风成为疠。

"风成为寒热。"岐伯回答说：因于风邪，可变为寒热病。

我记得之前在学校讲这篇时，正好有马拉松赛时出现失温导致死人的事。现场有学生问能不能用中医医理解释一下"失温"，这其实就是突然出现剧烈的风、寒、雨，这三样东西一下子把人体内的阳气彻底抽走了。人跑步，会出汗，汗为心液，大汗，一定会损伤阳气，这时再遇极端天气，人就没救了。平时我们锻炼完了一定要把湿衣服换下来，同时补充点淡盐水或红枣水就会好一些，否则就属于反复受寒，再加上邪风，就更不好治疗了。

"瘅成为消中。"瘅热既久，可成为消中病。这里有两个概念要解释一下，瘅，通"疸"，指黄疸病。《素问·玉机真脏论》说："肝传之脾，病名曰脾风，发瘅，腹中热，烦心出黄。"《灵枢·岁露论》说："四月巳不暑，民病多瘅病。"瘅，又指"热"。《素问·奇病论》说："此五气之溢也，名曰脾瘅。"王冰注："瘅，谓热也。"这句"瘅成为消中"，王冰注："瘅，谓湿热也。""消中"，指什么呢？指的是阳明胃燥火盛，人则消化太快，消化太快也是病。

"厥成为巅疾。"气冲上逆，可成为头痛或癫痫病。这个既然是头痛和癫痫病的原因，那治疗这些病就绝对要从气机入手，把冲上去的邪气拽下来即可。

"久风为飧泄。"飧是晚饭，所谓飧泄，就是吃什么拉什么。原因何在呢？这里说了：风气通于肝，风邪经久不愈，木邪克脾土，脾湿，则泄泻。再，胃风与肝风合，则食谷不化。

"脉风成为疠。"风邪客于血脉，留而不去，营血阳气不清，而生癞疮。疠，通"癞"，就是皮肤病。

皮肤病死不了人，但乱治皮肤病则会死人。因为皮肤病大都是经脉病，刚开始时尚未伤及五脏，顶多肺、脾、心有点虚。既然是经脉上的病，那就要往外发，让厚的先变薄，最后全部消除。如果经脉病天天上激素涂抹，就等于把经脉病活活压进身体，治成了五脏病，这时身体就会出大问题。一旦治错了，就会反反复复发作。

这五个例子，寒热是大病，瘅病是大病，头痛或癫痫病、飧泄是大病，皮肤病是大病。一旦病已成形或变化，都难治。可见这五个现代常见病，在古代也是常见病，而且"岐伯们"一定处理得很好，这在后来的《伤寒论》中也有体现，也就是说，《伤寒论》里的方子处理这些问题绰绰有余。

病之变化，不可胜数。

举了五个例子后，岐伯总结了一句话：疾病的发展变化是数都数不清的。病之变化数不清，有是病，即有是法，还是那句话："知其要者，一言而终；不知其要，流散无穷。"就是无论有多少病名，你都要先明生命之气机。

本来这一段是讲胃病的变化的，可岐伯又举例说了五个不是胃病的例子，这是为什么呢？因为胃为五脏六腑之海，病皆成于胃，即所有的病都有胃病的底子在。

杂症

帝曰：诸痈肿、筋挛、骨痛，此皆安生？

岐伯曰：此寒气之肿，八风之变也。

帝曰：治之奈何？

岐伯曰：此四时之病，以其胜治之愈也。

帝曰：诸痈肿、筋挛、骨痛，此皆安生？

黄帝问：各种痈肿、筋挛、骨痛的病变，是怎样产生的呢？

岐伯曰：此寒气之肿，八风之变也。

岐伯回答：这都是因为寒气聚集和八风邪气侵犯人体后而发生的变化。

首先记住一条，这些病都是因为寒。寒指的就是凝聚。为什么会气血凝聚？因为阳虚，阳气不足，则无法带动气血。《伤寒论》也因此多兴阳、温阳的方子。就驱寒回阳来说，附子自当是首选药，这也是《伤寒论》方子里喜欢用附子的原因。比如用到附子的方剂有桂枝加附子汤、麻黄附子细辛汤、四逆汤、通脉汤、真武汤、附子汤等19个。此外还有桂枝、生姜、细辛、干姜、人参、白术、茯苓、葱白等温阳药。其实医生对附子剂量的掌控实际是很看水平的，剂量大小要根据病人的病证，该大则大，比如李可、范中林救危重病人时就选大剂量；该小则小，《伤寒论》的很多方子不过"附子一枚"而已。

造成痈肿、筋挛、骨痛这些疾患的，要么是"寒"，要么是"风"。这里提到的八风，在《灵枢·九宫八风》中说过："风从南方来，名曰大弱风。其伤人也，内舍于心，外在于脉，气主热。风从西南方来，名曰谋风。其伤人也，内舍于脾，外在于肌，其气主为弱。风从西方来，名曰刚风。其伤人也，内舍于肺，外在于皮肤，其气主为燥。风从西北方来，名曰折风。其伤人也，内舍于小肠，外在于手太阳脉，脉绝则溢，脉闭则结不通，善暴死。风从北方来，名曰大刚风。其伤人也，内舍于肾，外在于骨与肩背之膂筋，其气生为寒也。风从东北方来，名曰凶风。其伤人也，内舍于大肠，外在于两胁腋骨下及肢节。风从东方来，名曰婴儿风。其伤人也，内舍于肝，外在于筋纽，其气主为身湿。风从东南方来，名曰弱风。其伤人也，内舍于胃，外在肌肉，其气主体重。此八风皆从其虚之乡来，乃能病人。"

最后这句是说：身体上哪个脏器最虚，哪个脏器就容易招邪风。没有内虚，不招邪风。其中，"风从东风来，名曰婴儿风"，婴儿风是说东风的温柔，像婴儿的皮肤一样柔和。但是它也会伤人，一旦伤人就留在肝上。这个东风会伤筋，筋连着骨，筋和骨头的关系就是肝和肾的关系，其邪气主为身湿，湿气重筋就软，脾就没劲，就会血不足，这时筋就容易抽搐。"风从北方来，名曰大刚风。其伤人也，内舍于肾，外在于骨与肩背之膂筋，其气生为寒也。"这是说北风邪气也伤筋骨。

帝曰：治之奈何？

黄帝问：怎样进行治疗呢？

岐伯曰：此四时之病，以其胜治之愈也。

岐伯回答：由于四时偏胜之邪气所引起的病变，根据五行相生相克的规律，确定治则去治疗，就会痊愈。比如，东风邪气盛，用金克木法。北风邪气盛，用土克水法。

故病、久病、暴病、新病

帝曰：有故病五脏发动，因伤脉色，各何以知其久暴至之病乎？

岐伯曰：悉乎哉问也！征其脉小、色不夺者，新病也。征其脉不夺，其色夺者，此久病也。征其脉与五色俱夺者，此久病也。征其脉与五色俱不夺者，新病也。肝与肾脉并至，其色苍赤，当病毁伤，不见血，已见血，湿若中水也。

帝曰：有故病五脏发动，因伤脉色，各何以知其久暴至之病乎？

黄帝问：有旧病从五脏发动，都会影响到脉色而发生变化，因此，怎样区别它是久病还是新病呢？

在这里，黄帝提出了故病和暴病的问题。故病，就是过去的病，旧病从五脏发动，会在脉上和色上有反映。"各何以知其久暴至之病乎？"这句里实际上有三个病：一是久病，罹患已久的病情；二是暴病，是指突发的病；三是至病，指新出现的病。故病、久病、暴病、新病这四者怎么区别呢？故病，指过去得过的病，可能好了，也可能没有好，但不表现出有明显症状的病，有时一吃药又掀出来的病。久病，指时间长久且一直有症状的病。暴病，指没有任何征兆、突然发生很严重的、可能危及生命的病，比如心肌梗死、肝衰竭等。比如有一个35岁的小伙子，头一天我们俩还在打电话说事情呢，第二天他太太突然回我话说他已经病危进了

ICU。事后才知道是急性肝衰竭，这就是暴病。新病，自然指新得的病。

这四个病，下面还有岐伯从脉色上的详细解释。

岐伯曰：悉乎哉问也！征其脉小、色不夺者，新病也。

所以岐伯感叹说：您问得真详细全面啊！征，指证验、考察。如果脉象表现不明显，而气色不失于正常的，是为新病。

这个不好弄，因为脉象不显示，脸色不显示，对于高手而言就要从问诊和闻诊上多下功夫。中医不靠仪器，靠望闻问切，一般新得病的病人，也不急于找医生，人的惰性也在于此，有病熬着、拖着，不行了才找医生。熬着、拖着就成久病了，脉象、脸色都会挂相了。

征其脉不夺，其色夺者，此久病也。

如果脉象没有太大恶化的变化，同时面色明显病态的，是为久病。这个还好治。

关于新病、久病，需要医者仔细审查，比如有个21岁的女病人求助，说将近一年时间反复高烧，在西医院没查出任何原因。我问她三个问题：烧多少度？几点烧？发烧跟月经有没有关系？她说烧39摄氏度，要么下午4点左右烧，要么夜里11点至2点烧，已经有几个月没来月经了。高烧，说明姑娘还有劲儿，下午4点膀胱经当令，半夜胆经当令，可见这时都是阳经在使劲儿。没来月经，怀疑她有多囊卵巢综合征（简称多囊），让她去查，结果一是催乳素高，二是多囊卵巢囊肿。其实这两项才是她发烧的根儿，而她只想治高烧，另外两项想靠西药解决。对她而言，高热只是表象，好解决，但若不解决她后两项的问题，将来还得反复发作。她真正的大病是多囊，多囊会影响生育，催乳素高，是脑垂体的问题，脑垂体又直接影响月经。催乳素、脑垂体和月经（多囊）三者是联线，都属于中脉病，是最难治的。很快，这个病人吃药后，高烧的问题解决了，月经也来了。实际上再坚持服药一段时间，催乳素高和多囊卵巢囊肿也都能得到良好的解决，但她见高烧退了，就认为没事了。这个女孩后来还是自己觉悟了，因为月经又出现问题了，所以回来继续吃中药。后来接到喜讯，她诞下一子，母子平安。

征其脉与五色俱夺者，此久病也。

如果脉象与气色均失于正常状态的，也是久病。但这个不好治。

征其脉与五色俱不夺者，新病也。

如果脉象与面色都不失于正常的，乃是新病。遇对了医生好治，但怕误治。

肝与肾脉并至，其色苍赤，当病毁伤，不见血，已见血，湿若中水也。

肝脉弦，肾脉沉，脉见沉弦，是肝脉与肾脉并至，如果面色见苍色、赤色（肝苍、肾黑，反见赤心脉，当细审之），这时就病得很深了。如果外部没有血，或外部已见血，或吐血，其经脉必滞，血气必凝，血凝经滞，形体必肿，有似乎因湿邪或水汽中伤的现象，成为一种瘀血肿胀。这种属于脉病、形已病，不好治了。

从上文看，中医看病的重点一定是脉色合参。看任何一个人，既要看脉，又要看脸色，脸上可以化妆，可以遮盖，现在遮盖的化妆品特别多，这意味着人脸色有问题，脸色的问题就是五脏的问题。但脉象是骗不了人的。在把不到脉的情形下，一定要附上一张素颜照，我看素颜照都不只是看五脏气的问题了，通过对你整个气象的把握，甚至可以知道你的生活、你的婚姻、你的病因之所在。

脉

尺内两傍,则季胁也,尺外以候肾,尺里以候腹(小腹)。中附上(关),左外以候肝,内以候膈,右外以候胃,内以候脾。上附上(寸),右外以候肺,内以候胸中,左外以候心,内以候膻中。前以候前(胸、膺、膻中),后以候后(后背)。上竟上者(从尺而寸),胸喉中事也;下竟下者(从寸而尺),少腹腰股膝胫足中事也。

粗大者,阴不足阳有余,为热中也。来疾去徐,上实下虚,为厥巅疾(气逆于上)。来徐去疾,上虚下实,为恶风也。故中恶风者,阳气受也。有脉俱沉细数者,少阴厥也。沉细数散者,寒热也。浮而散者,为眴仆。诸浮不躁者皆在阳,则为热;其有躁者在手。诸细而沉者皆在阴,则为骨痛;其有静者在足。数动一代者,病在阳之脉也,泄及便脓血。

诸过者切之,涩者阳气有余也,滑者阴气有余也。阳气有余为身热无汗,阴气有余为多汗身寒,阴阳有余则无汗而寒。推而外之,内而不外,有心腹积也。推而内之,外而不内,身有热也。推而上之,上而不下,腰足清也。推而下之,下而不上,头项痛也。按之至骨,脉气少者,腰脊痛而身有痹也。

1. 岐伯的脉法

这部分，专门讲脉。

脉，一般只讲寸、关、尺，很少有人讲浮、中、沉。这里也没讲浮、中、沉。关于寸、关、尺，大家记住：左寸心、左关肝、左尺肾。右寸肺、右关脾、右尺命门。把这个记住了，至少知道下面岐伯在讲什么。

尺内两傍，则季胁也，尺外以候肾，尺里以候腹。

这句说的是尺脉，尺脉两旁，对应的是人体季胁部；尺脉外，对应的是肾；尺脉里，对应的是腹部。

中附上（关），左外以候肝，内以候膈，右外以候胃，内以候脾。

中附上，指关脉，左关，对应的是肝；关内，对应的是膈；右关，对应的是胃，关内对应的是脾。

上附上（寸），右外以候肺，内以候胸中，左外以候心，内以候膻中。

上附上，指寸脉。右寸外，对应的是肺，右寸内，对应的是胸中；左寸外对应的是心，左寸内，对应的是膻中。

前以候前（胸、膺、膻中），后以候后（后背）。

总之，脉的前面，对应上面的胸、膺、膻中等；脉的后面，对应人体后背。

上竟上者（从尺而寸），胸喉中事也；下竟下者（从寸而尺），少腹腰股膝胫足中事也。

"上竟上者"，就是上再往上，从尺而寸的方向，主胸部与喉中的疾病；"下竟下者"，就是下再往下，从寸而尺的方向，主少腹、腰、股、膝、胫、足等处的疾病。

无论如何，岐伯的这个脉法还是非常细致的。大家好好按照他说的去琢磨，会有收获的。

2.各种脉象

粗大者,阴不足阳有余,为热中也。

这是在讲洪脉。脉象洪大的,是由于阴精不足而阳有余,所以会发热中之病。

《濒湖脉学》说:"脉洪阳盛血应虚,相火炎炎热病居,胀满胃翻须早治,阴虚泄痢可踌躇。"

来疾去徐,上实下虚,为厥巅疾(气逆于上)。

脉象来时急疾而去时徐缓,这是因为上部实而下部虚,气逆于上,一般发为癫仆一类的疾病。

来徐去疾,上虚下实,为恶风也。故中恶风者,阳气受也。

脉象来时徐缓而去时急疾,这是因为上部虚而下部实,上虚表虚,为恶风,多发为疠风之病。患这种病的原因,是阳气虚而失去发挥卫气的功能,表虚,则受邪气而汗多和恶风。

有脉俱沉细数者,少阴厥也。

两手脉均见沉、细、数的,沉,沉脉主里,主肾虚腰痛;细,细脉萦萦血气衰,诸虚劳损七情乖,若非湿气侵腰肾,即是阳精汗泄来;沉与细,都跟肾脉相关。数为热,少阴指心肾。因此,出现沉、细、数脉,是少阴之阳气厥逆。

沉细数散者,寒热也。

如脉见沉、细、数、散,沉、细为阴脉,为阴血亏损;数,阳脉;兼见散脉,为寒热往来。这些脉象主阴虚阳亢之虚劳寒热病。就孩子发烧而言,一般高烧见数脉,低烧见沉脉。古人把脉象研究得很透彻。

浮而散者,为眴仆。

脉浮而散,容易发为眩晕仆倒之病。浮,主风和虚;散,主无神。散为气血俱虚,根本脱离之脉。气虚而神不足,则眴仆。"眴"这个字就是眼睛转圈，在这里指头晕目眩。

诸浮不躁者皆在阳，则为热；其有躁者在手。

浮为阳，凡见浮脉而不躁急的，不躁为阳中之阴，其病在足之阳经，会出现发热的症状。如脉象浮而躁急的，在阳中之阳，则病在手三阳经。

诸细而沉者皆在阴，则为骨痛；其有静者在足。

脉象沉、细为阴，躁则在手三阴经，其病在阴分，表现为骨节疼痛。如果脉细、沉而静，其病在足三阴经，这是以躁静而辨手足。

数动一代者，病在阳之脉也，泄及便脓血。

数，六至，为阳。代，为有积滞。脉象数动，而见一次遏止的脉象，是病在阳分，为阳热瘀滞的脉象，可出现泄利或大便带脓血的疾病。代脉散者，则死。比如溃疡性结肠炎，就是便带脓血，这个病很难治。

3. 有病的脉象

诸过者切之：涩者阳气有余也，滑者阴气有余也。阳气有余为身热无汗，阴气有余为多汗身寒，阴阳有余则无汗而寒。

"诸过者"，指有病者；"切之"，指把病人之脉。有病的人脉象是怎样的呢？如果见到涩脉，涩脉是"轻刀刮竹短而难"，属于阴脉，指阴血不足，阳气有余，病人身热无汗。如果出现滑脉如珠替替然，属于阳气不足，阴气有余，病人则多汗而身寒。阴气、阳气均有余，则无汗而身寒。即，涩、滑兼见，阳气有余，无汗；阴气有余，身冷。

这里指出了汗和身冷两种现象。汗，需阴血，涩脉就是阴血不足，阴血不足，则无汗。身冷，是阳气不足，滑脉即阳气不足之象。《脉诀》言："关滑胃寒，尺滑脐似冰。"

脉者，血之府也，所以血盛则脉滑。因此女人来月经的时候是滑脉，怀孕的时候也是滑脉，如何区分二者呢？看脉象之神，女脉调时定有胎，怀孕的脉是有神的，所以古代叫喜脉，不仅滑而且有愉悦之性。月经期属于病脉，所以滑中带细小，如果痛经，则滑中带弦紧。

推而外之，内而不外，有心腹积也。

指按脉浮取不见，沉取则脉沉迟不浮，是病在内而非在外，故知其心腹有积聚病，即，沉而不浮，心腹有积。

推而内之，外而不内，身有热也。

按脉沉取不显，浮取则脉浮数不沉，是病在外而不在内，当有身发热之症，即，浮而不沉，是表有热。

推而上之，上而不下，腰足清也。

凡诊脉推求于上部，脉只见于上部，下部脉弱的，这是上实下虚，气有升而不降，会出现腰足清冷之症。

腰以下无血无气就会冷，现在有的人脚冷，睡了半天觉都暖和不过来，这个毛病到西医医院绝对解决不了，只能吃中药，有肾着汤、真武汤、理中汤、四逆汤等一吃就见效。

推而下之，下而不上，头项痛也。

凡诊脉推求于下部，只见于下部，而上部脉微弱的，这是上虚下实，气有降而不升，会出现头项疼痛之症。

按之至骨，脉气少者，腰脊痛而身有痹也。

若重按至骨，指沉取，而脉气少的，是生阳之气不足，因此会出现腰脊疼痛及身体痹证。寒痹之为病也，邪气留而不去，动不动就痛，久之，麻木不仁。

想学好脉法，一是要有悟性，二是要见多识广，三是要勤学苦练。记得我对脉法最有感觉的时候，逢人就教别人，可愣是一个没学会，急得我抓耳挠腮，但也悟出点道理，这世上有些好东西，不是你给就能给出去的，白送也不见得有人要，也不是人人都能接得住的。所以，反而心不急了。这世上，"有心栽花花不开，无心插柳柳成荫"的事太多了，急是没有用的。

平人气象论篇第十八

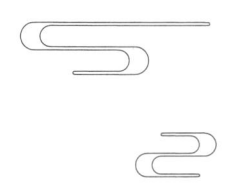

人一呼脉再动，一吸脉亦再动，呼吸定息脉五动，闰以太息，命曰平人。平人者不病也。常以不病调病人，医不病，故为病人平息以调之为法。

题解

这一篇还是在讲脉法。平人，就是正常人。但它没说平人脉象，它说的是"气象"。于是，这里面就有两个要点：一个是气的问题，另一个是象的问题。这就像《素问·四气调神大论》，明明是讲四季的，但说的是四气，可见，季，只是个有形的时间概念，气，要比季宽泛得多。气，看不见摸不着，但中国文化就是要从无形入手谈有形。这是中国传统文化的一个要点。而无形的事物又要靠人的感知力，说不明白没问题，你可以说"惚兮恍兮"，但没有感知力，是万万不行的。脉象，上升到气象的角度，就是"感而遂通"，这也是脉学不好学的原因之一，因为每个人对"气"的感知不同，决定所得出的结论也不同。

《四气调神大论》，讲气，已经很"玄"了，讲神，就"玄之又玄"了。而这一篇，讲气，讲象，"象思维"有点像儿童思维，还没有被理性思维所固化，丰富、绚丽，而又纯粹。仿佛艺术产生之前的源艺术，充满了生命力和原始意象。

上一讲《脉要精微论》我们讲了很多的脉象，长脉、短脉、涩脉等。作为初学者，我倒认为大家不必拘泥于脉象的名称，只需会形容每一部脉象就成，比如你说寸脉活泼如少女，尺脉淡定如老僧，至少你已掌握了"象"这个秘密，同样是活泼，少女和少男不一样，少女柔媚中带有狡黠，少男勇猛中带着莽撞。同样是淡定，老僧和将军不一样，老僧沉雄内敛，将军刚毅果敢。这，就是我们要慢慢学会区分的地方。所以，学把脉，说难不难；说不难，又特别难。总之，任何事物，不下苦功夫，不用心领悟，都难。

正常脉和病脉

黄帝问曰：平人何如？

岐伯对曰：人一呼脉再动，一吸脉亦再动，呼吸定息脉五动，闰以太息，命曰平人。平人者不病也。常以不病调病人，医不病，故为病人平息以调之为法。

人一呼脉一动，一吸脉一动，曰少气。人一呼脉三动，一吸脉三动而躁，尺热，曰病温；尺不热，脉滑，曰病风；脉涩曰痹。人一呼，脉四动以上曰死；脉绝不至曰死；乍疏乍数曰死。

1. 正常人的脉象

黄帝问曰：平人何如？

黄帝问道：正常人的脉象是怎样的呢？

就是我们要学把脉，在知道病人什么样之前，怎么也得先知道正常人的脉象是什么样的。这个现在还真有点难，因为正常人一般不来把脉，再者，现在正常人少，成人只要有压力，脉象就不正常，而小孩的所谓正常脉，与大人的又很不一样。即便如此，平人脉象还是有规律可循的。

岐伯对曰：人一呼脉再动，一吸脉亦再动，呼吸定息脉五动，闰以太息，命曰平人。平人者不病也。常以不病调病人，医不病，故为病人平息以调之为法。

岐伯回答：人一呼脉跳动两次，一吸脉也跳动两次，呼吸之间有个定息，即一呼一吸脉搏跳动五次，就是平人的脉象。平人，就是无病之人。通常以无病之人的呼吸为标准，来测候诊病人的呼吸至数及脉跳次数，医生无病，就可以用自己的呼吸来计算病人脉搏的至数，这是诊脉的法则。

"医不病，故为病人平息以调之为法。"谁能保证医生没病呢？所以这个脉就很玄了，它说常以不病调病人。就是一定是在医生没病的前提下把脉，医生一吸病人脉动了两下、一呼脉动了两下，加上之间的定息，五下就是正常，六下就是数脉了，因为"六至为数"。

在《灵枢·五十营》中，则把脉动和气连在一起了。

"故人一呼，脉再动，气行三寸；一吸，脉亦再动，气行三寸。呼吸定息，气行六寸；十息，气行六尺；……二百七十息，气行十六丈二尺，……五百四十息，气行再周于身，……二千七百息，气行十周于身，……一万三千五百息，气行五十营于身……故五十营备，得尽天地之寿矣，凡行八百一十丈也。"

这个解释就非常有意思，它说的"故人一呼，脉再动"，就是人一呼脉动两下，同时气行三寸；"一吸，脉亦再动，气行三寸"，也就是一呼一吸，气走六寸。把这句话读懂了其实就读懂了一件事，就是剪小婴儿脐带时最好留六寸（同身寸，不是现在的公寸），原理就在这里。短了，气不足；长了，又耗气。而且古代的寸，讲究的是"同身寸"，所谓同身寸就是自己的寸，自己的寸在哪儿呢？就在大拇指横纹上，大多数人差不多，但是我们和姚明的肯定不一样。古代每个人从肘到腕就是自己的"尺"。现在人们说公尺、公寸，中国古人讲"同身寸""同身尺"，就好比西方人讲炒菜放盐多少克，我们只说"少许"一样，就这个"少许"有点出神入化，让人摸不着头脑。

养生智慧：儿童思维也能启发成人

胎儿与母亲通过脐带相连，所以我们能做到的，就是在天意之外，保持我们情绪的稳定，以求别刺激到胎儿，因为母亲任何情绪化的东西都会直接影响孩子。现在的家长还有一个误区：就是认为孩子什么也不懂。天天骂孩子——你懂什么！家长真是大错特错，越小的孩子真的可能什么都懂，因为孩子的思维模式较为单纯，有时候越简单直接的反而是答案，所以他们看到的比我们多，他们什么都懂，就是表述不出来罢了，甚至我们不懂还可以去问问孩子。

我印象特别深的一件事，在我儿子两岁多的时候，外号叫"大明白"，奶奶就问他："大明白，不是老说'天圆地方'吗，我问你天为什么是圆的，地为什么是方的？"我儿子就跟奶奶说："这么点事你怎么都不懂，你的头不是圆的吗？你的脚不是方的吗？"他一边在床上蹦着一边比画，"你要是脚是圆的，你不得轱辘着走啊！"我们当下都听呆了！真不知道他是怎么知道这一切的。你看，不懂的事问孩子，儿童思维是典型的形象思维，有时真能从他们那里得到启发。

上古天真，其实讲的就是胎儿，人生在世，唯有胎儿期圆满具足。胎儿出生，就是从生门入死门，活得再久，也逃不掉"死"这个话题。

《内经》说人的气息"一万三千五百息，气行五十营于身……故五十营备，得尽天地之寿矣，凡行八百一十丈也"。这些都是我们想也想不明白的，只能是圣人告诉我们。不知谁还记得，孙悟空的金箍棒有多长？一万三千五百丈。所以，金箍棒对应的是什么？是气。因此，金箍棒才有一个特性，可以身高长到一万三千五百丈，又可以小到塞入悟空的耳朵眼儿里，这是什么？这就是气的变化。

"五十营备"是什么意思？《内经》说，白天"气"行于身二十五圈，晚上"气"行于身二十五圈，一昼一夜气行于身五十圈。什么叫脉？这个绵绵不断的气就叫"脉"，在这五十圈内，哪里一停，就相当于堵车了，撞车了，后面就会慢下来，这就是"脉"的变化。脉，代表着我们体内"气"的连续不断的运行，我们容易盯在停着的那个点，很少有人去考虑，这儿一停顿，后面会怎么样。而后面会怎么走，才是关键。脉，能够接续不断，人，得尽天地之寿矣，"故五十营备，得尽天地之寿矣，凡行八百一十丈也"。就是一天一夜人体气行八百一十丈，这"凡行八百一十丈也"，又揭示了一个秘密，"八十一"也是我们中国的核心数字，老子《道德经》81篇、《素问》81篇、《灵枢》81篇，都源于对人性命的解读。唐僧西行取经也要经历九九八十一难，谁说这些灾难不是修行路上我们人体要经历的苦难呢？

2. 什么是病脉

人一呼脉一动，一吸脉一动，曰少气。

这就是"二至为败脉"。

人一呼脉三动，一吸脉三动而躁，尺热，曰病温。

这就是数脉，这种情形下，是"尺热"，也就是肾水不足，所以叫"病温"，有发热之迹象。尺热，尺脉，对应的是肾脉，肾水不足为什么会生热？记住，什么不足都会生热，因为人体要自救。我跟大家讲，身体有病，最着急的还不是你，是你身体里的那些好细胞。有的细胞是专门辨别坏蛋的，它辨别清楚后，就会通知战斗部队，也就是白细胞，去杀敌除魔，而杀敌除魔产生的能量就有可能表现为发炎或发热。

最先开始自救的，一定是身体本身，而不是药物，这就是有些病不吃药也能痊愈的原因。所以我总说药物不过是帮忙，所以开对的药方是正确的帮忙，而错误的药方是帮倒忙。

要想不影响身体的自救，你就必须干好几件事：第一，好好睡觉。什么情况下最自救？什么情况下你身体里的细胞最容易各尽其职？人醒着时，一切有意识的状态，都要调动气血，唯有无意识状态，唯有在睡着时，才能让生命细胞自在有为。所以，睡觉不单单是自保，也是自救的手段之一。如果身体病了，还不能睡，人就完蛋了。第二，别老想当然。脑子太有为，就会干扰生命的自救。比如手术切肿瘤前，先想想它是因何生出来的，不斩断根源，复发就是一定的。再者，一旦破坏了它原有的生存模式，它乱了阵脚的方式，就可能是扩散。所以拒绝治疗或过度治疗，都有可能是自己的脑子在作祟，而不能尊崇生命的本然。

尺不热，脉滑，曰病风。

凡滑脉，都是阴气有余、阳气不足，阳气不足，首先表现为卫气不足，就是表虚，人就会恶风、怕冷。

脉涩曰痹。

如果出现涩脉，就是阴气不足，里虚则痹，同时阳邪有余。

涩脉是"如刀刮竹，如雨沾沙"，对应血虚。最近把脉涩脉特别多，凡是涩脉都有痹症，痹症的浅层就是身上皮毛都有那种麻麻的特性。所谓痹症是什么？阴气不足，里虚则痹，就是从里面虚了，人的皮肤腠理就会出现麻酥酥的感觉。但如果吃了通经脉的药，也会出现皮肤腠理麻酥酥的感觉，这不是里虚，而是经脉欲通不通之象，接着治疗就是了。

人一呼，脉四动以上曰死。

就是脉若太数了，就叫作夺精脉。这个"死"，大家千万别认为就是死了，不是已经死了，是要死了。如果是虚阳外越，那就赶紧收敛，回阳救逆，就有可能救回来。

脉绝不至曰死。

这指的是脉微，在《伤寒论》里叫"脉微欲绝"，属于正气衰微，它也没说死，就是脉起不来。尤其是沉取，沉取脉把不着了，这种脉如果服了通脉汤，脉起来了，人就没事；如果脉依旧没有起来，人就危险了。

乍疏乍数曰死。

就是脉象一会儿没有，一会儿又太数，也叫死脉，这通常属于胃气不和，正气无主。

在《灵枢·根结》中，有一段关于脉象"乍数乍疏"的解释：

"一日一夜五十营，以营五脏之精，不应数者，名曰狂生。所谓五十营者，五脏皆受气，持其脉口，数其至也；五十动而不一代者，五脏皆受气；四十动一代者，一脏无气；三十动一代者，二脏无气；二十动一代者，三脏无气；十动一代者，四脏无气；不满十动一代者，五脏无气。予之短期，要在《终始》。……所谓五十动而不一代者，以为常也，以知五脏之期。予之短期者，乍数乍疏也。"

咱们一句句解释一下。

"一日一夜五十营，以营五脏之精，不应数者，名曰狂生。"

先前讲了一日一夜气在身体里转五十圈，叫五十营，这五十圈用来做什么呢？以营五脏之精，营就是养，用来养五脏之精。然后不应数者，不对应这个数字，名曰狂生，就是疯了。

"所谓五十营者，五脏皆受气，持其脉口，数其至也；五十动而不一代者，五脏皆受气。"

这就是把脉的要点，你先不要学别的，你就摸着你的脉，能数五十下，五十下之中一次没停的就基本没病。

"四十动一代者，一脏无气；三十动一代者，二脏无气；二十动一代者，三脏无气；十动一代者，四脏无气；不满十动一代者，五脏无气。予之短期，要在《终始》。"

如果你把脉四十下脉停一次，就是一脏无气；三十下之中停一次，就是两个脏无气了；二十下停一次，就是三个脏出问题了；十次脉动停一下，就是四个脏出问题了；不足十次脉动就停一下，就是五脏无气，那就真要短命了。这种情况下，就要"予之短期，要在《终始》"，短期就是要死了，其要点在于《终始》。

"所谓五十动而不一代者，以为常也，以知五脏之期。"

就是五十次脉动中没有停歇的，是正常的脉，可以明白五脏之变化。

"予之短期者，乍数乍疏也。"

脉象一会儿没有，一会儿又太数，就是死脉。

五脏平脉与病脉

　　平人之常气禀于胃。胃者，平人之常气也。人无胃气曰逆，逆者死。

　　春胃微弦曰平，弦多胃少曰肝病，但弦无胃曰死，胃而有毛曰秋病，毛甚曰今病。脏真散于肝，肝藏筋膜之气也。

　　夏胃微钩曰平，钩多胃少曰心病，但钩无胃曰死，胃而有石曰冬病，石甚曰今病。脏真通于心，心藏血脉之气也。

　　长夏胃微耎弱曰平，弱多胃少曰脾病，但代无胃曰死，耎弱有石曰冬病，弱甚曰今病。脏真濡于脾，脾藏肌肉之气也。

　　秋胃微毛曰平，毛多胃少曰肺病，但毛无胃曰死，毛而有弦曰春病，弦甚曰今病。脏真高于肺，以行荣卫阴阳也。

　　冬胃微石曰平，石多胃少曰肾病，但石无胃曰死，石而有钩曰夏病，钩甚曰今病。脏真下于肾，肾藏骨髓之气也。

平人之常气禀于胃。胃者，平人之常气也。人无胃气曰逆，逆者死。
　　"平人之常气禀于胃。"这就说出一个核心点来：正常人的气源于胃，所以"胃者，平人之常气也"。人无胃气曰逆，逆者死。没有胃气的脉，有一个名字，叫真脏脉。《内经》里说，凡是出现了真脏脉的话，都是死脉，所以有没有胃气特别重要。

下面便开始讲四季有胃气的脉是什么样。

1. 春季有胃气的脉
春胃微弦曰平。

春天有胃气的脉，是微弦，就叫作平脉，属于好脉。那么不好的、有邪气的脉是什么样呢？《灵枢·终始》说："邪气来也紧而疾，谷气来也徐而和。"有邪气的脉，就是紧而且快，春天正常的脉，是微弦，微微顶指，则是春气萌动，而紧，就好比拉了根细绳，如果又紧又快的话，显然是出了问题，全然没有了春意的舒缓。有胃脉呢，就好比"谷气来也徐而和"，徐，是慢；和，是舒缓平和。

"徐"的本意是什么呢？《说文解字》中解释为："徐，安行也。"《尔雅·释训》中为："其虚其徐，威仪容止也。"郭璞注："雍容都雅之貌。"怎么才能慢下来，并且有雍容的样子呢？徐字的偏旁"彳"代表行走的意思，"行"这个字，并不是行走的意思，而是代表十字路口。所以"行动"一词，是要先选择好方向，然后再"动"。即行动的第一要务，是要先选择方向，如果背道而驰，就永远找不着"道"，因此，一切捷径，取决于你的洞察力和对方向的选择。"徐"为什么有舒缓、雍容意？现在的"徐"从"彳"部，余声，其实古代的"徐"字不是形声字，而是会意字，余字的上部是旗帜或船帆，下面是一个大船的样子，大船在水里行，定然不会快，所以才有舒缓、雍容意。

弦多胃少曰肝病，但弦无胃曰死。

前文说了，春天有胃气的脉应该是弦而柔和的微弦脉，就是无病之平脉；如果弦象明显而且缺少柔和之胃气，就是肝脏有病；如果只见弦脉，而无柔和之胃脉，"但弦无胃曰死"，但只有弦脉而没有胃气之舒缓，就是"循刀责责"的七怪脉之一。"循刀责责"，就是把脉像摁到刀刃上了，这就是真脏脉，主死。

胃而有毛曰秋病，毛甚曰今病。

若虽有胃气而兼见轻虚以浮的毛脉，毛脉是秋天的基础脉象，这是春见秋脉，就可以预测其到了秋天就要生病。所以说，通过脉象预测疾病是可能的，但一个厚道的医生只需自己心里有数即可，不必告诉患者，因为患者心力弱，禁不起事儿，越胡思乱想，就越容易出事。

大家在把脉时，时刻要牢记四气的基础脉象：春脉的基础脉象是微弦，夏脉的基础脉象是微洪，在《黄帝内经》里说成"钩"，秋脉的基础脉象是毛脉，冬脉的基础脉象是石脉（沉脉），然后再去辨识病脉。"毛甚曰今病"——比如春见毛脉太甚，则属于木被金伤，这是马上就会发病的样子。

脏真散于肝，肝藏筋膜之气也。

是说肝气旺于春，春天脏真之气散布于肝，以养筋膜，故肝藏筋膜之气。这也是肝主筋的由来。

下面每一段的结尾都有类似的一句，其实就是在告诉我们五脏发病各有其形态，比如这里所言便是：一旦肝病发作，就是诸筋等病。

2. 夏季有胃气的脉

夏胃微钩曰平。

夏胃微钩，是说夏天有胃气的脉是微钩，钩脉在古代叫前曲后倨，就是前面有点弯曲，后面有点翘起来的样子。夏脉一般来讲是洪脉，而出现微钩的脉就是平脉、好脉，因为这一章叫"平人气象"嘛。这一章就是先讲正常的脉，再讲病脉。所有的脉必须先有胃脉之舒缓柔和，这就是有生气，有生机，才有后续的一切。

钩多胃少曰心病，但钩无胃曰死。

如果钩脉多而胃气少，就是心脏有病了；如果脉见纯钩而无柔和之象的真脏脉，主死。

胃而有石曰冬病，石甚曰今病。

如果虽有胃气，但兼见沉象的石脉，是夏见冬脉，便可以预测其到了冬天就要生病；如石脉太甚，就是水克火，现在就会发病。

脏真通于心，心藏血脉之气也。

因为心旺于夏，故夏天脏真之气通于心，心主血脉，而心之所藏则是血脉之气。一旦心病发作，就是血脉等病。

总而言之，夏天脉象就是活跃、宽大，夏天的脉一细、一涩，就是有病，只要一沉，就是大病。学不到别的，这个学到就行，细细地把脉。而且一定以平旦脉为准。平人之常气禀于胃，人无胃气曰逆，逆者死。这些都是要点。

3. 长夏有胃气的脉

这里，出现长夏的概念。

中国因为讲五行，就有了五季的概念，就是春、夏、长夏、秋、冬。对应的五行就是木、火、土、金、水，对应的六气就是风、暑、湿、燥、寒、火。长夏属土，其气为湿。对应的五脏是肝、心、脾、肺、肾，脉象上表现肝弦、心钩、脾软、肺毛、肾石。

长夏胃微耎弱曰平。

长夏有胃气的脉应该是微软弱柔和的脉，即是无病之平脉。

弱多胃少曰脾病，但代无胃曰死。

如果弱脉明显，而缺少柔和之胃气，就是脾脏有病，因为脾胃相表里，脾病即胃病；如果只见无胃气的代脉，就是脉来有中止，则主死。

代脉是27部脉之一。代脉是什么样呢？"动而中止，不能自还，因而复动。"就是脉动有停顿，既不能前进，也不能后退，然后过了一会儿又开始动，叫作因而复动。

出现"代脉"，相当于间歇，就是心脏有病。代脉的特点是什么？脉来中止，走着走着停了，又不能往前走，又回去了，这叫代脉。

李时珍《濒湖脉学》"体状诗"说代脉："动而中止不能还，复动因而作代看，病者得之犹可疗，平人却与寿相关。"其中最后一句是说病人有代脉还可以治疗，如果是正常人出现代脉，就跟寿命有关了。大家会疑惑，代脉不就是病脉吗？正常人的寿命和代脉是什么关系？其实是这样，代脉是病脉，而正常人出现的与寿命相关的代脉指规律性代脉。即，脉一息五至，肺、心、脾、肝、肾，五脏之气皆足。五十动而一息，合大衍之数，谓之平脉。五十下之间如果出现一次代脉，寿命就出问题了——肾气不能至，则四十动一止。肝气不能至，则三十动一止。只要身体一脏之气衰退，就会出现他脏之气代至的现象。

耎弱有石曰冬病，弱甚曰今病。

如果软弱脉中兼见沉石之脉，是长夏见冬脉，这是火衰不能生土，水克火之象，可以预测其到了冬天就要生病；如果长夏脉极弱，现在就会发病。

脏真濡于脾，脾藏肌肉之气也。

脾旺于长夏，故长夏脏真之气濡养于脾，脾主肌肉，故脾藏肌肉之气。一旦脾病发作，就是肌肉等病。

4. 秋季有胃气的脉
秋胃微毛曰平。

毛脉，就是轻虚似浮。秋天有胃气的脉应该是轻虚以浮而柔和的微毛脉，就是无病肺之平脉。

毛多胃少曰肺病，但毛无胃曰死。

如果是脉见轻虚以浮而缺少柔和之胃气，为肺脏有病；如见纯毛脉而无胃气的真脏脉，就要死亡。

毛而有弦曰春病，弦甚曰今病。

若毛脉中兼见弦象，这是金气衰而木反侮的现象，可以预测其到了春天就要生病；如弦脉太甚，弦甚就是金克不住木，当下就会发病。

脏真高于肺，以行荣卫阴阳也。

肺气旺于秋而居上焦，故秋季脏真之气上藏于肺，肺主气而朝百脉，营行脉中，卫行脉外，都是自肺宣布全身，因此肺主运行营卫阴阳之气。一旦肺病发作，就是营卫阴阳之气等病。比如肺主皮毛，就会有皮肤腠理疾患；肺主一身之气，人就会有全身无力之症。

5. 冬季有胃气的脉

冬胃微石曰平。

冬天有胃气的脉应该是柔和的微石脉，为肾之平脉。

石多胃少曰肾病，但石无胃曰死。

如果脉见沉石而缺少柔和的胃气，为肾脏有病；如脉见纯石而全无胃脉，则主死。

石而有钩曰夏病，钩甚曰今病。

如果沉石脉中兼见钩脉，是水气衰而火反侮的现象，因此预测其到了夏天就要生病；如钩脉太甚，当下就会发病。

脏真下于肾，肾藏骨髓之气也。

肾气旺于冬而居人体的下焦，冬天脏真之气下藏于肾，肾主骨，故肾藏骨髓之气。一旦肾病发作，就是骨髓等病。

以上几段脉络清晰，专门讲五脏平脉与病脉，首先我们要知道什么是无病的脉，无病的脉，就是要有柔和平缓的胃气脉。然后我们要知道什么是病脉，病脉就是胃气衰少。心、肝、脾、肺、肾各有其脉，一旦出现相克之脉象，就可以判断出发病时间，以及预后如何。最后的要点，就是要知道五脏各有所主，比如肝主筋、脾主肌肉、肾主骨等，由此便知其所病为何。

以上段落，都在讲"脉有逆从四时"，五脏与四时之脉的关系。把这些理顺了，我们至少从中可以摸索出一些规律性的东西。其实，人不怕生病，怕的是生病的时机不对，五脏都会有病，但如果是在相克的时机患病，就有危险。比如冬天得心脏病，夏天得肾病，秋天得肝病等，预后都不好。这时大家就会发现，同样的病，有人就没事，有人就会出问题，通过以上内容我们就会明白，不只是医生的问题，也有天地气机的原因。

《黄帝内经》的五运六气，就是讲天地气运，让我们好及时规避。可躲避坏运气这事吧，只有高人能做到少许，比如有个五运六气大师，推算出自己哪一年会有生命危险，但他还是没能躲过去，英年早逝了，而他的朋友却通过隐姓埋名把这一劫躲过去了。所以说啊，《易经》算是最讲究趋吉避凶的，但又说《易经》无好卦，唯有"谦卦"爻爻吉，就是告诉我们，若真能把自己放得低低的，让鬼神都看不见了，没有丝毫倨傲之心，恐怕也就平安无事了。"谦卦"的好，在于我们扛不过天，扛不过地，必须得谦卑，非得认准人定胜天不可，那就是犯傻。人生有些时候啊，别光求老天眷顾你，有时也得求老天别理你，自己先把自己放坑里，灰头土脸地隐居一下，也许就平平安安了，可这对于我们当下虚浮励志的人生，又是多么难的一件事。

十五络脉

> 胃之大络，名曰虚里，贯膈络肺，出于左乳下。其动应衣，脉宗气也。盛喘数绝者，则病在中；结而横，有积矣；绝不至曰死。乳之下其动应衣，宗气泄也。

这段，有点突兀。按理说，接上文的话，后面的段落应该是"脉有逆从四时，未有脏形，春夏而脉沉涩，秋冬而脉浮大，命曰逆四时也。风热而脉静，泄而脱血脉实，病在中，脉虚，病在外，脉涩坚者，皆难治，命曰反四时也"。因为讲完四时脉，就该讲逆四时脉了。可是这里加了一部分内容，我们还得按照原文次序讲。

胃之大络，名曰虚里。

胃经的大络名叫虚里。这里出现了络脉的问题。实际上，经络是个庞大的系统：十二经脉、十二经别、奇经八脉、十五络脉、十二经筋、十二皮部等。其中属于经脉方面的，以十二经脉为主；属于络脉方面的，以十五络脉为主。它们纵横交贯，遍布全身，将人体内外、脏腑、肢节连成一个有机的整体。其中纵行的干线称为经脉，由经脉分出网络全身各个部位的分支称为络脉，包括别络、浮络、孙络三类。其中，十五络脉指十二经脉和任督二脉各自别出一络，加上脾之大络，共计十五个，称为十五络脉，均以络穴命名，具体是："手太阴络脉曰列缺，足太阴络脉曰公孙；手少阴络脉曰通里，足少阴络脉曰大钟；手厥阴络脉曰内关，足厥阴络脉曰蠡沟；手太阳络脉曰支正，足太阳络脉曰飞扬；手阳明络脉曰偏历，足阳明络脉曰丰隆；手少阳络脉曰外关，足少阳络脉曰光明。任脉之络曰鸠尾，督脉之络曰长强，脾之大络曰大包。"十五络脉具有沟通表里经脉之间的联系，统率浮络、孙络，灌渗气血以濡养全身的作用。本来足阳明胃有丰隆，此处又多出一个胃经的大络虚里，由此十五络脉成了十六络脉。

虚里的准确位置是在左乳下三寸。"胃之大络，名曰虚里。"即虚里是胃之大络，是宗气之所居处，因为宗气以胃气为本，故称虚里穴作胃之大络。虚里可以治疗胸肺、脾胃、心等多方面的相关疾病。如与列缺、照海配伍治疗胸、肺、膈的疾病，与内关、心俞配伍治疗心悸、心痛等病症，与中脘、足三里配伍治疗胃胀、胃痛等病症。

贯膈络肺，出于左乳下。

虚里，从胃贯膈而上络于肺，其脉动出现于左乳下。

其动应衣，脉宗气也。

搏动时手可以感觉得到，这是积于胸中的宗气鼓舞其脉跳动的结果。

盛喘数绝者，则病在中。

如果虚里脉搏动急数而兼有短时中断之象，这是宗气不守的现象，是病在膻中的征候。

结而横，有积矣。

如脉来迟而有止歇，且摸上去有条索状横结的，主内有积滞。

绝不至曰死。

如脉断绝而不至，主死。

乳之下其动应衣，宗气泄也。

如果虚里跳动甚剧而外见于衣，这是宗气失藏而外泄的表现。

前文在讲四时五脏脉象时,第一句都要强调有柔和舒缓之胃气。而这一段就是在讲胃气的来源与作用。胃络虚里,贯膈络肺,是胸中大气的来源,此处气机失守,生命就危险了。肺司呼吸,但如果肺气不与胸中大气形成交换之势,人也活不了。

"盛喘数绝者,则病在中"这句很重要,盛喘数绝者就是哮喘,则病在中,他没有说在肺,他说"在中",在胸中大气,呼吸这事,不仅是鼻子一吸,嘴巴一呼,而且空气的"气",不是人体气血的"气",空气富含氧气,人体的气不仅要富含氧气,还得富含"阳气",人体的气与天地自然之气的交换,由谁来决定?中焦由胃决定,下焦由肾决定,上焦由肺决定。只要中焦不通,下焦的肾就起不了作用,而上面就只是捯气儿,根本谈不上呼吸。比如经常有人临死前一直戴着呼吸机,却说自己喘不上气,气不够,其实就是中焦胃气衰败、下焦肾气衰败,肾不纳气,气就根本收不进来。这时不是氧气的事儿,而是血里面的气少,心主血脉,肾主骨髓,这些生命的动能都不行了。

1."宗气"是什么?

这里出现一个新的概念——宗气,又称胸气、大气、胸中大气。宗,上部是"宀(mián)",像房屋的侧视形,此处可视为庙宇;下部是"示",像祭台,表示祖先的牌位。《说文解字》:"宗,尊祖庙也。"引申出了祖先、祖宗的意义。由此,宗气,在人体中也意义非凡。

"宗气"到底指什么呢?我们看一下《灵枢》中的解释。

《灵枢·邪客》里有一段,用宗气、营气和卫气解释了人为什么会失眠。

黄帝问于伯高曰:夫邪气之客人也,或令人目不瞑,不卧出者,何气使然?

黄帝问伯高：邪气侵袭人体，有时令人不能闭目安眠，到底是什么"气"导致的呢？

伯高曰：五谷入于胃也，其糟粕、津液、宗气分为三隧。

伯高回答：五谷进入胃中，通过消化吸收后，其糟粕、津液、宗气分为三条道。（哪三条道呢？宗气聚于上焦，津液出于中焦，糟粕由下焦排出体外。）

故宗气积于胸中，出于喉咙，以贯心脉，而行呼吸焉。

上焦的宗气积聚在胸中，上出于喉咙，贯通心肺，而行呼吸之气（所以又称胸气、胸中大气）。

营气者，泌其津液，注之于脉，化以为血，以荣四末，内注五脏六腑，以应刻数焉。

中焦化生营气，分泌津液，渗注于脉中而化为血液（所以营气又称营血）。在外可以荣养四肢，向内灌注于五脏六腑，营运周身与昼夜的时间相应。

卫气者，出其悍气之慓疾，而先行于四末、分肉、皮肤之间，而不休者也。昼日行于阳，夜行于阴，常从足少阴之分间，行于五脏六腑。

卫气，由食物中彪悍部分所化生，流动迅猛滑利，首先行于四肢、分肉、皮肤之中。白天从足太阳膀胱经开始运行于人体的阳分，夜间常以足少阴肾经为起点运行于阴分，一日不停地运行于周身（所以卫气又称为阳气）。

今厥气客于五脏六腑，则卫气独卫其外，行于阳，不得入于阴。行于阳则阳气盛，阳气盛则阳跷陷；不得入于阴，阴虚，故目不瞑。

如果厥逆之气滞留在五脏六腑，则迫使卫气只能在阳分运行而不得入于阴分。卫气如果仅行于阳分，在表的阳气就偏盛，使阳跷脉气充盈（阳跻即阳跷）。阴跷、阳跷聚合在目内眦，主管人眼睛的开合，所以

《内经》说，跷脉"属目内眦，合于太阳、阳跷而上行，气并相还，则为濡目，气不荣则目不合"。即跷脉入目内眦，与太阳膀胱经相合，阳跷继续上行，其气滋润眼睛，阳气过盛则眼睛闭不上。卫气不能入于阴分则阴虚，就会导致失眠。

失眠这事搞清楚了，但到底什么是"宗气"，还是不清不楚。今人解释"宗气"，是指肺从自然界吸入的清气和脾胃从饮食物中运化而生成的水谷精气为其主要组成部分，二者相抟于胸中，以支撑一身之气的盛衰。

宗气又称"大气"。《灵枢·五味》说："其大气之抟而不行者，积于胸中，命曰气海。出于肺，循喉咽，故呼则出，吸则入。"其大气抟聚不行，积贮胸中，所以又叫作"气海"。这气由肺而出，沿着喉咙，呼则气出体外，吸则气入体内。这个"气海"，不是指任脉上的下腹部的气海穴，而是指宗气是"气的大海"的意思，所以也有人认为应该是膻中穴。

《灵枢·刺节真邪》说："宗气留于海，其下者注于气街，其上者走于息道。"宗气留积于胸中而为气之海，其下行的灌注于气街穴处，其上行的走向呼吸之道。

"故厥在于足，宗气不下，脉中之血，凝而留止，弗之火调，弗能取之。"所以，当足部发生厥逆时，宗气就不能自上而下行，脉中之血也随之凝滞而运行不畅，因此，如果不先用火灸温熨的方法通调气血，针刺治疗就不可能达到预期的效果。

通过以上的解释，虽然我们原先说过"通天下一气耳"，人体中更是"一气"的难分难解，更何况西医连这"气"都不认呢！但《内经》还是勉强把这"一气"按照其功能分为"六气"，或营气、卫气、宗气等，其中"宗气"有几大内涵：（1）走息道而行呼吸，宗气主导呼吸功能的运行，呼吸强弱与宗气的盛衰有关。（2）宗气贯心脉而行气血，主导心脏之跳动，血液之运行。（3）胃之大络虚里穴可以反映宗气的盛衰。比如，"盛喘数绝者，则病在中；结而横，有积矣；绝不至曰死。乳之下其动应衣，宗气泄也"。

人的宗气不足会怎样呢？

宗气的生成主要关乎脾和肺，脾之运化不及，内气不足，则不能土生金，肺之呼吸能力也就不足。肺气不足，则出现呼多吸少、动则喘息、大汗淋漓等症。脾气不足，则出现腹胀便溏、纳呆食少、神疲懒言等症。如此，宗气严重亏虚，则会出现喘脱，或脏器脱垂，如胃下垂、子宫脱垂及脱肛等症……如此这般，人就全身皆弱了。

关于宗气，《灵枢·邪气脏腑病形》中还有一段描述。

黄帝问于岐伯曰：首面与身形也，属骨连筋，同血合于气耳。天寒则裂地凌冰，其卒寒，或手足懈惰，然而其面不衣，何也？

黄帝问岐伯：人的头面和全身所有筋骨密切相连，气血也相合运行。为什么天气寒冷的时候，大地冻裂，冰雪凌人，天气猝然变冷之时，人们往往都是手足怕冷、浑身懈惰，而面部却能露在外面，也不必给脸穿衣戴帽，这是为什么呢？（就是冬天人脸为什么不怕冷？）

这问题提得多好啊，面部与全身相连，天寒地冻时，人全身都怕冷，可就是面部不畏寒，这是为什么呢？

岐伯答曰：十二经脉，三百六十五络，其血气皆上于面而走空窍。其精阳气上走于目而为睛，其别气走于耳而为听，其宗气上出于鼻而为臭，其浊气出于胃，走唇舌而为味。其气之津液皆上熏于面，而皮又厚，其肉坚，故天气甚寒不能胜之也。

十二经脉，三百六十五络，其血气皆上于面而走空窍。

是说人体十二经脉以及三百六十五络穴，所有气血都上达于头面部，并且入于各个孔窍之中。

人体哪儿的窍最多啊？脸上啊，七窍在脸，而窍对气血的要求最多。

其精阳气上走于目而为睛，其别气走于耳而为听，其宗气上出于鼻而为臭，其浊气出于胃，走唇舌而为味。

是说其阳气的精微上注于眼目，所以眼窍需要的精微物质最多，而现在人的眼睛出问题，就不单是眼睛的问题，而是全身精微物质出问题了。故，治眼睛疾病最难，而使眼睛可以视万物；其旁行的经气从两侧上注于耳，而使耳能够听；其积于胸中的宗气上出于鼻，使鼻能够嗅；还有胃腑之谷气，走唇舌而能够辨别五味。

总之，七窍的问题，是全身的问题。新冠肺炎疫情期间，人的味觉、嗅觉出问题，应该是胸中大气和脾胃出了大问题。治疗的要点应该在中上焦。

其气之津液皆上熏于面，而皮又厚，其肉坚，故天气甚寒不能胜之也。

可以说，各种气化之津液都上行熏蒸于面部，加之面部的皮肤较厚，肌肉也坚实，所以即使在极冷的天气里，面部也能抗拒寒气而不畏寒冷。

所以说，人脸不畏寒，有四条：（1）人体孔窍精气最足。七窍出问题，至少是精气不足的表现。（2）精气气化上行随孔窍而熏蒸面部。阳气足，则能气化，气化有力，则脸不怕冷。（3）脸皮厚。（4）脸上肌肉坚实。

2. 络脉的意义

宗气解释完了，我们说回原文。

所谓经脉的如环无端，所谓络脉这些概念，都是在告诉我们，生命是一个整体，网络的任何一个环节出了问题，都会影响全局。胃和肺是连着的，胃和心是连着的，治脾胃要治肺，治肺要治脾胃。为什么理中汤能治肺病、肺癌，因为是土生金。同时，不只是经脉如环无端，最关键的是"气"的如环无端。气，断了，脉象就断了，人，就病了。气，源于哪里啊？看《灵枢·经脉》肺经的开头就明白了，它没说肺经源于空气，而说肺经"起于中焦",生命之源在于胸中大气,在于膻中、虚里这些地方,所以出现胸闷气短这些问题,要从中焦入手,从中脘、膻中、虚里这些地方入手。

胃之大络,贯膈络肺。肺气虚,怎么办?先按揉中脘穴,以启动肺气。这里如果有条索状的东西,就必须彻底揉到柔软,"结而横,有积矣"——如脉来迟而有止歇,且摸上去有条索状横结的,主内有积滞。必须把这个积滞去掉,心脏的压力、肺的压力,才能解除。腑会中脘,拉不出来归中脘管,尿不出来也归中脘管。再同时按揉下膻中和虚里,就把一个重要的医理学会了。

比如,肺经起于中焦,要想肺好就得脾胃好,要想脸色好也得胃好,因为胃经全走脸。喝完理中汤应该什么样?至少有三个标志:一、脸色好看了,斑也少了,皮肤紧致不长皱纹了。二、大便是香蕉便了。三、男人有晨勃了。但喝完理中汤会发各种症状——比如有人会肿、会胀、会腹泻等,有人就害怕,那你就别喝,就按摩胃经也可以,再加上任脉,能坚持的话,和喝理中汤效果是一样的,还只费力气不费钱。

关于十五络脉的问题,或者是十六络脉,在《素问·诊要经终论》里有详解,在此就不说了。这里重申一下络脉的意义,比如,任脉、督脉的别络以及脾之大络主要分布在头身部。任脉的别脉从鸠尾分出后散布于腹部;督脉的别络从长强分出后散布于头,左右别走足太阳经;脾之大络从大包分出后散布于胸胁,分别沟通了腹、背和全身经气。自古还有"一络治两脉"的说法。络穴又常和原穴、合穴等相配方进行针刺治疗。另外,皮肤针(包括梅花针、七星针)不仅作用于皮部,同时也作用于络脉。拔罐、刮痧、刺络出血等疗法同样也作用于络脉。

以上,就是络脉的意义。

寸口脉之象

欲知寸口太过与不及，寸口之脉中手短者，曰头痛。寸口脉中手长者，曰足胫痛。寸口脉中手促上击者，曰肩背痛。寸口脉沉而坚者，曰病在中。寸口脉浮而盛者，曰病在外。寸口脉沉而弱，曰寒热及疝瘕，少腹痛。寸口脉沉而横，曰胁下有积，腹中有横积痛。寸口脉沉而喘，曰寒热。脉盛滑坚者，曰病在外。脉小实而坚者，曰病在内。脉小弱以涩，谓之久病。脉滑浮而疾者，谓之新病。脉急者，曰疝瘕少腹痛。脉滑曰风。脉涩曰痹。缓而滑曰热中。盛而紧曰胀。

这一段是很细致的脉法，专门讲寸口脉的太过与不及，而且，不仅有"脉"，还得有"象"。

欲知寸口太过与不及，寸口之脉中手短者，曰头痛。寸口脉中手长者，曰足胫痛。

切脉要知道寸口脉的太过和不及。寸口之脉中手短者，中，这里发四声，取应指之意。寸口脉象应指而短，主头痛。寸口脉应指而长，主足胫痛。这里讲了两个脉象：短脉和长脉。

短脉，其"体状相类诗"是："两头缩缩名为短，涩短迟迟细且难，短涩而浮秋喜见，三春为贼有邪干。"另，其"主病诗"是："短脉惟于尺寸寻，短而滑数酒伤神，浮为血涩沉为痞，寸主头疼尺腹疼。"短主不及之病，如果寸脉表现为短脉曰头痛，尺脉表现为短脉主腹痛。痛，提示有不足。

学脉的最佳方式是临床跟诊，如果你能跟诊五年以上，基本上就懂脉象了。因为每一个病人的脉象——浮取什么样，中取什么样，寸、关、尺什么样，沉取什么样，统统都能遇到，然后再对应方子，一切就都清清楚楚了。

为什么说跟诊重要呢？你把脉象的名称背得再精熟，也不如把一次脉来得真切。同样是短脉，短中有弦才是头痛，短而濡却是属于记忆力衰退，这些只有把脉后才能确认。没有感知力和手下的功夫，是学不会脉法的。不接触临床病人，就永远体会不到脉象的具体表现。

脉，说来说去，就是气。就是气的源源不断，就是气的不同形态。脉象，中医最后定在寸口脉。气，就是源源不断地从后面，从尺入关，从关入寸，一是不能断，二是不能堵，三是要分辨其变态，也就是短、涩、滑、数等。脉象变态的根源在于正气与邪气相争，争在哪部脉，哪部脉乱，或者是哪部脉明显，此处就是病脉。好脉，就好比高速路一路畅通；坏脉，就好比高速路出现了拥堵，而核心问题就是出车祸的地方，所以那里的脉象冲突最大。

长脉的"主病诗"是："长脉迢迢大小匀，反常为病似牵绳，若非阳毒癫痫病，即是阳明热势深。"长脉本是平脉，但反常的"长脉"则好似牵绳一般，主有余之病。所以这里说"脉应指而长，主足胫痛"。

寸口脉中手促上击者，曰肩背痛。

寸口应指急促而有力，"促"就是快，"上击"就是弦，上搏指下，主肩背痛。

这里也出现了两个脉象：促脉和弦脉。"促脉"主阴虚火旺之病。促脉的"体状诗"是:"促脉数而时一止,此为阳极欲亡阴,三焦郁火炎炎盛,进必无生退可生。"促脉来去很快,但其中又有一止复来。也就是数脉中带有停顿,这种停顿的原因是有气、血、痰、饮、食五者瘀滞的分别,人体一有积滞,则脉必见停顿。

关于弦脉,《脉诀》说:"从中直过,挺然指下。绰绰如按琴瑟弦。"弦脉的"主病诗"是:"寸弦头痛膈多痰,寒热症瘕察左关,关右胃寒心腹痛,尺中阴疝脚拘挛。"左关脉代表"肝",右关脉代表脾胃,所以肝病、脾胃病在左右关脉各有表现。

寸口脉沉而坚者,曰病在中。

沉脉,李时珍《濒湖脉学》说:"沉潜水蓄阴经病,数热迟寒滑有痰,无力而沉虚与气,沉而有力积并寒。"沉而坚者,就属于沉而有力,为积寒在中。中,要么翻译成"中焦",要么翻译成"里"。

寸口脉浮而盛者,曰病在外。

如果寸口脉浮而盛大者,曰病在外。这个大家基本一致,只要是脉浮并且大的,那一定是病在外,病在体表。

寸口脉沉而弱,曰寒热及疝瘕,少腹痛。

疝,指疝气,瘕,就是肿瘤。寸口脉沉而弱,主寒热、疝气、囊肿、肌瘤等,还主小腹痛,肚脐以下曰少腹。

少腹这个部位,女性有子宫,有卵巢,男子有前列腺,有睾丸,全在少腹,所以所谓男科、女科的病都在少腹。卵巢囊肿是西医很难解决的疾病,现在好多小姑娘连婚都没结,就面临着切子宫的命运,所以囊肿真的只有中医能治。有卵巢囊肿的人大多月经不正常,要么停经,要么淋漓,所以治疗的第一步是要让病人"月事以时下",就是按时来月经。"月事以时下"这事,每个人可能都会不同,比如有人35天来一次,有人26天来一次,只要时间固定,就算正常,不一定人人都要28天,也不必非得调到28天。即，人性化不是标准化。但"月事不以时下"（月经不能按时来潮的现象）就不成，因为月经是女人内在气血的重要表现。

还有些催乳素高的女子，也会出现闭经，这个疾病，中医有很好的治疗方式。催乳素是由垂体前叶的催乳素细胞分泌的一种肽类激素，我们原先说过，上边的脑子与下边的"性"有相关性，性欲"升华"就是智慧，脑子沉溺于性欲就是"下流"，所以催乳素与多种生理功能相关。当催乳素增多时，在女性中主要表现为溢乳、月经稀发、闭经或不孕，在男性中主要表现为性欲减退、阳痿、生精障碍。

寸口脉沉而横，曰胁下有积，腹中有横积痛。

脉有沉脉，而无横脉，所以这个"横"当指脉下的感觉，好似沉脉中有条硬梗，凝而不动，这是主胁下有积滞病，或腹中有横积而疼痛。沉脉，重手按至筋骨乃得，如石投水，必及其底。《濒湖脉学》说："沉脉法地，近于筋骨。深深在下，沉极为伏。"沉脉的病脉是：沉脉主里，有力里实，无力里虚。沉则为气，又主水蓄。沉迟痼冷，沉数内热，沉滑痰食，沉涩气郁，沉弱寒热，沉缓寒湿，沉紧冷痛，沉牢冷积。

寸口脉沉而喘，曰寒热。

喘，只是表达脉象断断续续又急促的样子，而不是真有喘脉，寸口脉沉而急促，主病寒热。沉脉的"主病诗"是："沉潜水蓄阴经病，数热迟寒滑有痰，无力而沉虚与气，沉而有力积并寒。"

脉盛滑坚者，曰病在外。

脉盛大滑而坚，主病在外。这里的"坚"，指脉下的感觉，好似滑脉中有坚硬的东西。比如痛经，则脉象滑中带弦紧。滑脉即阳气不足之象。《脉诀》言："关滑胃寒，尺滑脐似冰。"即，关脉滑主胃寒，尺脉滑主肚脐冰凉。

脉小实而坚者，曰病在内。

脉小实而坚，有细脉、微脉，而无小脉、实脉和坚脉，所以这里纯粹属于脉象的描述，在临床上确实能把到这样的脉，好似结节，主病在内。

脉小弱以涩，谓之久病。

《脉经》说："弱脉，极软而沉细，按之乃得，举手无有。"弱脉，其"体状诗"是："弱来无力按之柔，柔细而沉不见浮，阳陷入阴精血弱，白头犹可少年愁。"是说老人见弱脉还尚可，少年见弱脉则比较令人担心。弱主气虚之病。仲景曰："阳陷入阴故恶寒发热。"又云："弱主筋。沉主骨。"比如从小就反复用西药的孩子，就会出现弱脉，并筋骨萎软，所以《内经》说："脉小弱而涩，谓之久病。"弱，就是阳虚；涩，就是血虚，这就成了阴阳俱虚，阴阳俱虚就是病在厥阴。所以，李时珍的"主病诗"说："弱脉阴虚阳气衰，恶寒发热骨筋痿，多惊多汗精神减，益气调营急早医。"青少年若久病，多惊、多汗、没精神，还需及早治疗，别耽误了病情。

脉滑浮而疾者，谓之新病。

脉来滑利、浮而疾数，就是脉又滑又数又浮的，是为新病。滑主痰湿，数脉主腑，有力实火，无力虚火，浮数表热，沉数里热。浮脉的"主病诗"是："浮脉为阳表病居，迟风数热紧寒拘。浮而有力多风热，无力而浮是血虚。"浮脉主表，有力表实，无力表虚。所以，滑、数、浮三脉同时出现时，一定刚刚患病。

脉急者，曰疝瘕少腹痛。

脉来紧急，主疝瘕少腹疼痛。《濒湖脉学》中无"急脉"，所以这里的"急"有"紧"和"数"的意味。紧乃热为寒束之脉。紧脉的"主病诗"说："紧为诸痛主于寒，喘咳风痫吐冷痰，浮紧表寒须发越，紧沉温散自然安。"紧脉主痛症，一般来说，关脉紧为心腹痛，尺脉紧为疝瘕或少腹痛。

脉滑曰风。

脉来滑利,主病风。滑主痰饮,浮滑风痰,沉滑食痰,滑数痰火,滑短宿食。

滑脉的"主病诗"说:"滑脉为阳元气衰,痰生百病食生灾,上为吐逆下蓄血,女脉调时定有胎。"滑脉,主阳衰、主痰涎、主吐逆和蓄血,主女子怀孕。那有人说了:女人来月经的时候是滑脉,怀孕的时候也是滑脉,如何区分二者呢?看脉象之神,女脉调时定有胎,怀孕的脉是有神的,所以古代叫喜脉,不仅滑而且温柔有愉悦之性。月经期则属于病脉,一般滑中带细小,如果痛经,则滑中带弦紧。

脉涩曰痹。

脉来涩滞,主痹证。

缓而滑曰热中。

脉来缓而滑利,缓而滑是里面热,为脾胃有热,主病热中。

盛而紧曰胀。

盛则邪气有余,紧则中气不舒,脉来盛紧,为寒气痞满,主胀病。

以上都是从脉象上看各种病症。比如胀、痹、疝瘕、横积痛等在脉象上的表现。但这些病是如何在身体里慢慢发生的,我们就要看一下《灵枢·刺节真邪》中的一段了。

专题篇　解读《灵枢·刺节真邪篇第七十五》多种病变是如何发生的

《灵枢·刺节真邪》曰：

虚邪之中人也，洒淅动形，起毫毛而发腠理。其入深，内搏于骨，则为骨痹；搏于筋，则为筋挛；搏于脉中，则为血闭不通，则为痈；搏于肉，与卫气相搏，阳胜者则为热，阴胜者则为寒，寒则真气去，去则虚，虚则寒；搏于皮肤之间，其气外发，腠理开，毫毛摇，气往来行，则为痒；留而不去，则痹；卫气不行，则为不仁。

虚邪偏客于身半，其入深，内居营卫，营卫稍衰，则真气去，邪气独留，发为偏枯。其邪气浅者，脉偏痛。虚邪之入于身也深，寒与热相搏，久留而内着，寒胜其热，则骨疼肉枯，热胜其寒，则烂肉腐肌为脓，内伤骨，内伤骨为骨蚀。有所疾前筋，筋屈不得伸，邪气居其间而不反，发为筋瘤。有所结，气归之，卫气留之，不得反，津液久留，合而为肠瘤，久者数岁乃成，以手按之柔。已有所结，气归之，津液留之，邪气中之，凝结日以易甚，连以聚居，为昔瘤，以手按之坚。有所结，深中骨，气因于骨，骨与气并，日以益大，则为骨瘤。有所结，中于肉，宗气归之，邪留而不去，有热则化而为脓，无热则为肉瘤。凡此数气者，其发无常处，而有常名也。

总之，这一段详细地论述了虚邪伤人，由浅入深，传变无穷，发生各种病变的过程，提出如果邪气不断深入，内侵筋骨，就可能出现各种病情顽固、不易治疗的病情。究其病因主要有三：其一是外伤寒邪；其二是饮食失节；其三是忧思太过。其病理则主要为寒凝、气滞、血瘀、津停四项。

虚邪之中人也，洒淅动形，起毫毛而发腠理。

是说虚邪贼风中伤人体，使人萧瑟寒栗，毫毛竖起，肌腠疏缓开泄，由此虚邪就易于深陷。

其入深，内搏于骨，则为骨痹；搏于筋，则为筋挛；搏于脉中，则为血闭不通，则为痈。

如果邪气侵害在骨骼，就形成骨痹；侵害于筋，就会导致筋脉拘挛；侵害在脉中，就会导致血脉闭塞不通，凝聚而形成痈肿。

搏于肉，与卫气相搏，阳胜者则为热，阴胜者则为寒。寒则真气去，去则虚，虚则寒。 如果病邪侵害在肉腠，与卫气搏结交争，阳气偏盛就会出现热象，阴气偏盛就会出现寒象（这就是寒热病的根源）。

后面主要讲了寒邪偏盛对人体的伤害，"寒则真气去，去则虚，虚则寒"——寒邪偏盛，就会使真气衰微消散，真气衰微，人就虚，越虚，就越气血寒凝。所以，治疗和养护都要从寒邪入手看。

搏于皮肤之间，其气外发，腠理开，毫毛摇，气往来行，则为痒。

如果邪气侵害于皮肤之间，与卫气搏结而发越于外，就会使腠理开泄，毫毛动摇，邪气在皮腠之间往来为患，皮肤就会瘙痒。

留而不去，则痹；卫气不行，则为不仁。

如果邪气羁留肉腠不去，久之，就会形成痹证；此时卫气涩滞而不畅，久之，就由痹证转为麻木不仁。凡肌肤腠理麻木，或手脚麻木的要知道这与痹症及阳气衰弱有关。

虚邪偏客于身半，其入深，内居营卫，营卫稍衰，则真气去，邪气独留，发为偏枯。

虚邪再进一步侵害半边身体，入里深犯的话，就稽留于营血卫气之中，使营卫功能衰竭，导致真气消散，而邪气独存留于内，就会形成半身不遂的偏瘫证。这是偏瘫证的根源。

其邪气浅者，脉偏痛。

即使邪气侵害的部位较浅，也会导致半身血脉不和而发生半身偏痛。这样的病人现在很多，通常会有左右身子不同的异样感，或有上身与下身不同的异样感。这时就要抓紧治疗了，否则就可能出危险。

虚邪之入于身也深，寒与热相搏，久留而内着，寒胜其热，则骨疼肉枯，热胜其寒，则烂肉腐肌为脓，内伤骨，内伤骨为骨蚀。

虚邪贼风深入侵害人体，寒与热搏击聚结，久留不去而附着于体内，如果阴寒完全抑制了阳气，就会引发骨节疼痛，肌肉枯痿（这种阴寒导致的骨节疼痛，《伤寒论》会用到"附子汤"）。如果是热邪亢盛，阴不胜阳，就会发生肌肉腐烂而化为脓。如果虚邪进一步内陷而伤及骨骼，便形成骨骼坏死的骨蚀。

有所疾前筋，筋屈不得伸，邪气居其间而不反，发为筋瘤。

如果邪气聚于筋，会使筋脉挛缩而不得伸展，邪气久留其间不能消退，就会形成筋瘤。

筋瘤之症现在也很多，包括静脉曲张等也属于此例。这个毛病最好在病初起时，用经筋疗法或"血荣筋"的方法治愈。

有所结，气归之，卫气留之，不得反，津液久留，合而为肠瘤，久者数岁乃成，以手按之柔。

如果邪气结聚归于内，卫气凝滞而不能复出，以致阳不化水，津液不能输布，留于肠胃就会成为肠瘤，但这个毛病发展较缓慢，会迁延数年，用手触按之，质地柔软。

现在肠瘤的最初表现通常是溃疡性结肠炎，溃疡性结肠炎很难治。通过这段，我们就知道了这个病的成因，就是寒邪裹挟卫气，阳气不化水，津液不能输布而成，所以治疗的关键还是兴阳。

已有所结，气归之，津液留之，邪气中之，凝结日以易甚，连以聚

居，为昔瘤，以手按之坚。

如果邪气结聚而归于内，津液停留不行，又连中邪气而凝结不散，日益加重并且发展迅速，邪气复邪气，接连积聚，便形成"昔瘤"，用手按摸之，质地坚硬。

所以说，严重的病都是拖延出来的。刚得病时，有人会说，我先在当地治一下吧。这里的问题是，如果治病有了方向性的错误，把病情延误了，等你这时再找谁，谁都未必能治疗了。

还有一种人，把急症拖成慢症。比如有个妈妈，自己离了婚，带着两个娃，4岁的儿子脱发很严重时才找到我，因为心疼孩子，我赶紧开了药，没想到这个单亲妈妈说自己太忙了，10天后才买了药，问我怎么煮。她这种行为最关键的是把自己的孩子给拖累了。

有所结，深中骨，气因于骨，骨与气并，日以益大，则为骨瘤。

如果邪气结聚停留在深层的骨部，邪气与骨气相纠缠为患，逐渐扩大，则形成骨瘤。

深入骨髓的话，就不好治了。

有所结，中于肉，宗气归之，邪留而不去，有热则化而为脓，无热则为肉瘤。

邪气结聚在肌肉，宗气内走于此，随邪气留结，着而不去，如有内热可化而为脓，如无热可形成肉瘤。

从此句中得之，脓，都是从热毒而化，而瘤，都属寒邪。也就是说，肿瘤本来就是阴性寒邪的病，必须用温化法救治。但用这种方法，在恢复患者机体活力的过程中，肿瘤的体积会暂时有所变大，这也是不懂医理的病人不能够接受的。其实这是因为疾病"来路"稍有疏通，而"去路"尚且不通，大量的白细胞前来清除坏死的细胞却一时不能携带而去，势必暂时增加肿瘤的体积，一旦正气的势力超过邪气的实力，"去路"得以疏通，则"病去如有神助"矣！由于其他脏腑的正气同时有所恢复，病邪也就不可能继续扩散，因为病邪只能向正气虚弱的部位扩散，绝不可能向正气充足的地方扩散。但因为医生不能时时守在身边，所以病人见肿瘤变大就会害怕，这也是肿瘤病人难以医治的原因。

凡此数气者，其发无常处，而有常名也。

上述这几种邪气致病，变化无穷，其发作也无一定部位，但是根据症候表现，都有一定的名称。

养生智慧——肿瘤形成的原因

上文《灵枢·刺节真邪》这几段，更细化了各种肿瘤形成的原因。

肿瘤，在中医里属于癥瘕、积聚、瘰疬等病范畴。关于肿瘤的形成，有几个原因：

第一，是老与病为邻，不是以前没有癌症，而是那时的人没来得及得癌症就死了。癌症实际上源于衰老。老了，气血就衰了，而治病也要靠气血，到底这时是要靠气血养着自己，还是靠气血治病，就是个问题。有人说，那为什么年轻人也得癌，那是他们把身体糟蹋成了早衰。什么叫癌？就是细胞的无序生长。人年轻时，有活力，细胞有序；到老了，气血就无力了，细胞也无序，无序就得癌了。

第二，凡大病，必与情志有关，肿瘤也如是。一般来说，长期忧郁悲伤易患肺癌，兼咽炎者易患喉癌、鼻咽癌；长期郁闷生气，男子易患肝癌，女子易患乳腺癌、宫颈癌和子宫内膜癌；经常忧思烦恼或在吃饭时生气，易患胃癌、食道癌、大肠癌等，还有好多孩子在吃饭时总是被大人训斥，所以会打嗝连连，脾胃虚弱；经常生气抑郁外加恐惧，易患膀胱癌、前列腺癌、卵巢癌。所以说，养格局、养性情，才会少生病。

第三，肿瘤患者一定是元气亏损的人。西医治疗癌症往往采用手术、放化疗，其原理和方法不是不可行，但西医在治疗过程中忽略了一个问题——患者所存元气的多少。这一点，是患者能否存活的关键。所以，无论是放疗还是化疗，最后拼的都是"命硬"，所谓放化疗有把"好细胞和癌细胞一起杀死"的说法，所以病人会脱发，会脸变黑、手指变黑等，变黑，就是损了肝肾。其实这时杀死的不是"坏细胞"，而是消耗了真阳元气。这么说吧，人体每天都会有上亿个细胞死亡，所谓元气足，就是人体能产生同样多的细胞来进行补偿，而元气不足，人体的"好细胞"就会逐渐减少，而邪气就会强大。

所谓"圣人不治已病治未病，不治已乱治未乱"，是说首先要先保先天元气，中医的整体观认为生命是一个整体，绝不存在仅仅一个脏器的病变，所以传统医学，古代并不分科，但分经。科，现在大多从病名上论，比如妇科、内科等，如此便割裂了生命的完整；中医，按六经说话，则是对生命不同层次的描述，比如太阳与少阴互为表里，所以一个腰痛就不能只看腰，而是要看太阳膀胱经、少阴肾经；再如，肝有病，木克土，脾就危险；肝木生心火，所以肝不好心也会出问题；再者，肝肾同源，肾，也好不到哪儿去；金克木，肺也会连带出问题。一旦乱了阵脚，全盘皆输。所以，人不能被"已病""已乱"吓到，而是要先固摄"未病""未乱"处，先固摄先天元气，元气足后，自然出兵解决问题。这就是中医思维。总之，生命是活的，医生也当是活的，不仅要开出今天的药，还要能开出明天的药，才能开放人的整个生命系统，让气血重新奔腾。

《内经》说："夫病已成而后药之，乱已成而后治之，譬犹渴而穿井，斗而铸锥，不亦晚乎？"如果病已成形而后药之，乱已成而后治之，就是指元气已经大伤，治愈或不愈已经各半了，很难全好。这时再治之，就好比焦渴时，马上去凿井；开战时，马上打造武器，已经什么都晚了。也就是说，得大病、癌症等后再找医生，已经有点晚了。

脉象和病症的相关性

脉从阴阳，病易已。脉逆阴阳，病难已。脉得四时之顺，曰病无他。脉反四时及不间脏，曰难已。

臂多青脉，曰脱血。尺缓脉涩，谓之解㑊；安卧脉盛，谓之脱血；尺涩脉滑，谓之多汗。尺寒脉细，谓之后泄。脉尺粗常热者，谓之热中。

肝见庚辛死，心见壬癸死，脾见甲乙死，肺见丙丁死，肾见戊己死，是谓真脏见皆死。

1. 脉象与阴阳、四时

脉从阴阳，病易已。脉逆阴阳，病难已。

脉与病之阴阳相一致，如阳病见阳脉，阴病见阴脉，病易愈。脉与病之阴阳相反，如阳病见阴脉，阴病见阳脉，病难愈。

比如外感，外感应该出现浮和数，却看见了沉而弱的阴脉，就属于逆。而内伤见阳脉，就是本来应该是沉而弱、沉而紧，此时却是浮和数，这就相当于正气正在外散，预后很不好。总之，任何事，按阴阳顺着走，都好办，只要一逆，就都难办。

脉得四时之顺，曰病无他。

脉与四时相应为顺，如春病见弦脉，夏病见洪脉，长夏见缓脉，秋见毛脉，冬见石脉，即使患病，亦无什么危险。"曰病无他"四个字有禅意，意思是虽然有病，但没事。病人会说我这儿难受，你却说没事。有的病夺命，有的病不夺命，有的病状明显，但只是在祛邪外出时的强烈反应，虽然难受，但确实没事。

2. 不间脏

脉反四时及不间脏，曰难已。

如果脉与四时相反，比如春涩、夏石、长夏弦、秋洪、冬缓，及不间脏而传变的，比如肝本传脾，而传之心，谓之不间脏，这样的病，就难愈。

春天的脉，为什么不能涩呢？涩就是血虚，生发之机就是没有就"精"的空转，就会头昏眼花，血压升高。同样是高血压，可春、夏、秋、冬内涵不一样啊。精血一时半会儿是升不上来的，所以就要小心。

再举一个"长夏弦"的例子。长夏本应该缓脉，因为长夏为湿，湿的脉象就是濡缓，但这时候出现弦脉，就是木克土之病脉。出现这种脉象的时候都属于"病难已"，病不容易治好。长夏是什么意思？就是"沤着"，万物都在"沤着"中包浆、生长。要没有那点湿气在那儿拽着，人体这个机器就会因为运转速度太快、代谢太快而肉脱消瘦。所以说，身体里的湿气，也属于正气，沤出来的精华就会让人长点肉、给点气、长点血。所以，正气的"湿"是我们人生的"刹车片"，生命若只有加速器而没有刹车片，就是死；如果只有刹车片没有加速器，也是死，只是一个死在远方，一个死在当地。所以长夏的湿，就是我们人生里面消极的力量。当长夏的湿被弦脉压制时，生命就失衡了，就危险了。

秋脉洪，为什么也不好？秋天的脉就是不要太有力，只要一入秋，脉就要往下沉，这就叫"肃降"。有人老问，什么叫"肃降"啊？肃，是肃杀，就是收敛的意思，肃降，就是气机收敛并往下沉降的意思。还可以举很多的例子，比如人要早睡，如果总收不住，人的精气神飘着飘着就失眠了，再也收不回来。现在的孩子经常熬夜，婴幼儿都不早睡，这是个大问题。其实，刚出生的孩子最好晚上七八点钟就上床，能睡，才能长大高个。家长会说八点太早了，我再教他一小时文化，一个小奶娃能学什么文化，你眼神里流露出来的爱，对小孩子最有益，小孩子只接这个其余一概不接，没有比爱的教育更重要。

"不间脏"是什么意思？"间"就是空隙，《说文解字》说："间，隙也。"不间，就是没有空隙。比如肝病，正常肝病往下传是直接传脾，所以只要肝脏有病首先要护住脾脏，就是别让脾脏再受伤。这就叫"见肝之病，知肝传脾，当先实脾"，这就是中国的预防医学。不治已病，不治已经病了的肝，而是要治这个脾，把这个脾土固摄住了，已经烂了的地方还管它干吗？先管好的地方，这就是中医思维。西医的思维是哪儿坏了就把哪儿切了，这儿一切，就没法克制它影响下一个了，于是下一个就要跟着坏了，这就叫病灶转移。更糟糕的一种传变，是肝病没转移给脾，而是转移给了心，因为木生火，这种不间脏更危险，因为相较于脾病，心病更难治。这就相当于跳着走了，生命一旦乱码，"曰难已"，就太难治了。懂得这些有什么用？一是知道病势的发展趋势，确定正确的治疗方案；二是可以和病家签"生死合同"，在目前险恶的医患关系上，不懂得自保的医生也不是好医生。医生不是神仙，该放手时也要及时放手。由此也可见，学好脉法的重要性。

要想学好脉法，得学四本书。第一本是《黄帝内经》，《内经》相关的几篇全都要烂熟于心，第二本是扁鹊的《难经》，第三本是李时珍的《濒湖脉学》，第四本是《伤寒论》，《伤寒论》是脉法与方子结合得最好的一本书，把这个学好了，活在世上是真的坦然。

很多人干不成事是因为沉不下心来，不肯坐十年冷板凳。我很庆幸自己年轻时心不乱，既不钻营仕途，也不汲汲于金钱，性子还孤傲，做事还认真，所以只能宅着读书，读着读着，就开窍了。功夫就等于时间，时间够了，功夫就成了，对于一个专注而又淡泊的人来说，成功，有时就这么简单。但不要小瞧其中的淡泊，有天赋、有干劲，不淡泊还不行，淡泊可以带来精神上的干净，这种精神上的干净和纯粹，可以保证人的稳定性和持续性，这种稳定性和持续性的结果，就是成功。

3. 脉象与病症的相关性

臂多青脉，曰脱血。

臂多青脉，就是血少脉空，是由于失血所致。这个不属于脉象，实际上就是手臂上毛细血管青筋暴露，这属于脱血之象。

尺缓脉涩，谓之解㑊。

尺肤缓涩，缓，属于热中；涩，是血少，缓涩之脉主气血不足，这个病古代叫作"解㑊"。解㑊这个病很难解释，说寒不寒，说热不热，说弱不弱，说壮不壮，总之，有点不可名状，说病不像病，说没病吧又像有病，又困倦无力、懒得说话、抑郁不欢。但脉象上的反应是缓和涩，肯定是湿气重，而又血少，从此处下手就是了。

安卧脉盛，谓之脱血。

指病人能够安静地躺卧，但这人的脉象却是盛大的火盛、血妄行的象，阳邪盛，本来应该活跃，但这人却倦怠懒惰，总想安卧。还是生命本身知道里面已经虚弱了，已经"脱血"了，只剩点虚火还在外飘着的样子。

尺涩脉滑，谓之多汗。

尺涩脉滑，涩，阴虚；滑，阳盛，阳加于阴谓之汗，所以这是多汗的脉象。

尺寒脉细，谓之后泄。

尺肤寒而脉象细，是阴寒之气盛于内，故为泄泻。

脉尺粗常热者，谓之热中。

脉见粗大而尺肤常热的，是阳邪盛于内，为热中。

以上都是在讲脉象和病症的相关性。

4. 不同器官的真脏脉

肝见庚辛死。

肝的真脏脉出现，至庚辛日死，庚为阳金，辛为阴金，金克木，故肝病怕庚辛日。以下可以类推。

心见壬癸死。

心的真脏脉出现，至壬癸日死，壬癸主水，这是水克火。

脾见甲乙死。

脾的真脏脉出现，至甲乙日死，甲乙为木，脾为土，这是木克土。

肺见丙丁死。

肺的真脏脉出现，至丙丁日死，丙丁为火，肺为金，这是火克金。

肾见戊己死。

肾的真脏脉出现，至戊己日死，戊己未土，肾为水，这是土克水。

是谓真脏见皆死。

这是说，只要真脏脉见，又逢生克日，均主危险或死亡。

这个应该学会看"黄历"，黄历里会标注甲乙日、丙丁日等。

生活中的病象

颈脉动喘疾咳，曰水。目裹微肿，如卧蚕起之状，曰水。溺黄赤，安卧者，黄疸。已食如饥者，胃疸。面肿曰风。足胫肿曰水。目黄者，曰黄疸。妇人手少阴脉动甚者，妊子也。

这一段，讲病象。

颈脉动喘疾咳，曰水。
颈部之脉搏动得厉害，并且气喘咳嗽的，主水病。
目裹微肿，如卧蚕起之状，曰水。
眼睑浮肿如卧蚕之状，也是水病。
在《灵枢·论疾诊尺》中，有一段与这一段可以互训，就是可以相互解释。
视人之目窠上微痈，如新卧起状，其颈脉动，时咳，按其手足上，窅[①]**而不起者，风水肤胀也。**
如果你眼皮是肿的，手脚也肿，一按就有坑，还眼窝深陷，就属于风水肤胀。

---

① 读 yǎo，眼睛眍进去。

所谓"论疾诊尺",论疾,指判断疾病的部位和性质;诊尺,即诊察尺肤。尺肤,即自腕至肘内侧的皮肤。

《灵枢·论疾诊尺》接着说了尺肤的病变:

尺肤滑,其淖泽者,风也。

如果尺部的皮肤表面滑润而光泽,是风病。

尺肉弱者,解㑊,安卧脱肉者,寒热不治。

尺部肌肉瘦弱松软,身体倦怠,嗜睡,卧床不起,肌肉消瘦,是寒热虚劳之病,不容易治愈。

尺肤滑而泽脂者,风也。

尺部肌肤滑润如膏脂的,是风病。

尺肤涩者,风痹也。

尺部肌肤涩滞不润的,是风痹。

尺肤粗如枯鱼之鳞者,水泆饮也。

尺部肌肤粗糙不润,像干枯的鱼鳞,是脾土虚衰、水饮不化的溢饮病。其实,不管手臂还是小腿,出现这种干枯鱼鳞状的,都是脾虚,这时,要治脾,而不是治皮肤。

尺肤热甚,脉盛躁者,病温也,其脉盛而滑者,病且出也。

尺部肌肤灼热,脉盛大而躁动,是温病。如果脉虽盛大但不躁动而表现滑利脉象的,是病邪将被驱除,正气渐复,病将痊愈的佳兆。

尺肤寒,其脉小者,泄、少气。

尺部肌肤寒冷不温,脉细小无力,是泄泻或气虚的表现。

尺肤炬然先热后寒者,寒热也。

尺部肌肤高热灼手,先发热后发冷的,属于寒热往来一类的疾病。

尺肤先寒,久持之而热者,亦寒热也。

尺部肌肤先觉寒冷,但久按之后感觉发热的,也是寒热往来一类的疾病。

肘所独热者，腰以上热。

肘部皮肤单独发热，标志着腰以上有热象。

手所独热者，腰以下热。

手部单独发热，标志着腰以下有热象。因为肘上应腰上，手部应腰下。

肘前独热者，膺前热。

肘关节前面发热，标志着胸膺部有热象。

肘后独热者，肩背热。

肘关节后面发热，标志着肩背部有热象。

臂中独热者，腰腹热。

手臂的中部发热，标志着腰腹部有热象。

肘后粗以下三四寸热者，肠中有虫。

肘部后缘以下三四寸处发热，标志着肠道中有寄生虫。

掌中热者，腹中热。

掌心发热，是腹中有热象的表现。

掌中寒者，腹中寒。

掌心寒冷，是腹中有寒象的表现。

鱼上白肉有青血脉者，胃中有寒。

手鱼际白肉处显青紫脉络的，标志着胃中有寒邪。鱼上白肉有青血脉者胃中有寒，鱼上，就指大鱼际，大指下是大鱼际，这个地方其实走的是肺经，小指下鱼际走的是心经，大鱼际基本上指的是肺的问题，小鱼际指的是心的问题。一般来说，小鱼际要更红一点，如果大鱼际全是青，基本上是肺寒，但这里说胃寒，对不对呢？其实，肺寒就是胃中有寒，因为肺寒是从胃寒土生金而来。根还是胃寒。

这一段比较接地气，所以略微说一下，就是大家没事可以摸摸自己的手肘及掌心，好知道是哪里的问题。

再接着讲《素问·平人气象论》。

溺黄赤，安卧者，黄疸。

溺，指小便。小便颜色黄赤，而且嗜卧，是黄疸病。有人问尿黄好不好，太黄肯定不好，但是人的尿一定微黄，白了反而是有病。微黄说明你底下还有火，清白说明下面全是寒。

已食如饥者，胃疸。

饮食后很快又觉得饥饿，是胃疸病。实际上就是胃火太盛，消谷善饥。

面肿曰风。

风为阳邪，上先受之，面部浮肿，为风邪引起的风水病。

足胫肿曰水。

水湿为阴邪，下先受之，足胫肿，是水湿引起的水肿病。

目黄者，曰黄疸。

眼白处发黄，是黄疸病。

妇人手少阴脉动甚者，妊子也。

妇人手少阴心脉搏动明显，是怀孕的征象。这是一个独特的脉法。手少阴指的哪条经脉？心经，说在心经上能够把到脉动就是怀孕了，也就是喜脉。

《难经》说"脉"

脉有逆从四时,未有脏形,春夏而脉沉涩,秋冬而脉浮大,命曰逆四时也。风热而脉静;泄而脱血脉实;病在中,脉虚;病在外,脉涩坚者,皆难治,命曰反四时也。

人以水谷为本,故人绝水谷则死,脉无胃气亦死。所谓无胃气者,但得真脏脉,不得胃气也。所谓脉不得胃气者,肝不弦,肾不石也。

太阳脉至,洪大以长;少阳脉至,乍数乍疏,乍短乍长;阳明脉至,浮大而短。

夫平心脉来,累累如连珠,如循琅玕,曰心平,夏以胃气为本;病心脉来,喘喘连属,其中微曲,曰心病;死心脉来,前曲后居,如操带钩,曰心死。

平肺脉来,厌厌聂聂,如落榆荚,曰肺平,秋以胃气为本;病肺脉来,不上不下,如循鸡羽(两边虚,中间坚),曰肺病;死肺脉来,如物之浮,如风吹毛,曰肺死。

平肝脉来,耎弱招招,如揭长竿末梢,曰肝平,春以胃气为本;病肝脉来,盈实而滑,如循长竿,曰肝病;死肝脉来,急益劲,如新张弓弦,曰肝死。

平脾脉来,和柔相离,如鸡践地,曰脾平,长夏以胃气为本;病脾脉来,实而盈数,如鸡举足,曰脾病;死脾脉来,锐坚如乌之喙,如鸟之距，如屋之漏，如水之流，曰脾死。

平肾脉来，喘喘累累如钩，按之而坚，曰肾平，冬以胃气为本；病肾脉来，如引葛，按之益坚，曰肾病；死肾脉来，发如夺索，辟辟如弹石，曰肾死。

脉有逆从四时，未有脏形，春夏而脉沉涩，秋冬而脉浮大，命曰逆四时也。

脉与四时有相适应的，也有不相适应的，如果脉搏不见本脏脉的正常脉象，春夏而不见弦、洪，而反见沉、细；秋冬而不见毛、石，而反见浮大，这都是与四时相反的脉象。

也就是说，脉，也要跟四时走，春夏，天地气升上来了，脉象也要升上来；秋冬天地气沉下去了，脉象也要沉下来，否则就是逆四时，逆四时，就得病了。

风热而脉静；泄而脱血脉实；病在中，脉虚；病在外，脉涩坚者，皆难治，命曰反四时也。

风热为阳邪，脉应浮大，今反沉静，就是阳病见阴脉；泄利脱血，津血受伤，脉应该虚芤，今反实大，就是阴病见阳脉；病在内，脉应有力，乃正气尚盛足以抗邪，今反脉虚；病在外，脉应浮滑，乃邪气仍在于表，今反见脉强坚。以上这些都是脉与证相反，都是难治之病，是"反四时"的缘故。

1. 死脉

人以水谷为本，故人绝水谷则死，脉无胃气亦死。

人依靠水谷的营养而生存，所以人断绝水谷后，就会死亡。也就是，如果人不能食水谷了，那就是死路一条，你看有些长寿老人，到最后就真的不吃不喝了，有的人只喝酒，不吃水谷了。胃气化生于水谷，如脉无胃气也要死亡。

所谓无胃气者，但得真脏脉，不得胃气也。

所谓无胃气的脉，就是单见真脏脉，而不见柔和的胃气脉。

所谓脉不得胃气者，肝不弦，肾不石也。

所谓不得胃气的脉，就是肝脉见不到微弦脉，肾脉见不到微石脉等。

也就是，一切要以恢复胃气为本。胃气靠什么恢复呢？是靠少阳火和通经脉来恢复。如果弦脉多，少阳就升不起来，胃气就更少了，所以治病就是要解决这个问题。把这个"弦多"去掉，那么"胃气少"就能够解决了。

2. 三阳脉

太阳脉至，洪大以长；少阳脉至，乍数乍疏，乍短乍长；阳明脉至，浮大而短。

这一段是在讲三阳脉。太阳主时，脉来洪大而长；少阳主时，脉来不定，忽快忽慢，忽长忽短；阳明主时，脉来浮大而短。

这句在《难经·七难》中也有。"经言少阳之至，乍小乍大、乍短乍长；阳明之至，浮大而短；太阳之至，洪大而长；太阴之至，紧细而长；少阴之至，紧细而微；厥阴之至，沉短而敦。此六者，是平脉邪？将病脉耶？然：皆王脉也。"同时，《难经》还补充了三阴脉——太阴之至，紧细而长；少阴之至，紧细而微；厥阴之至，沉短而敦。总之，三阳脉偏浮，三阴脉偏沉。

经言，就是指《内经》言，少阳之至，乍大乍小，这里的"乍"不是说忽然大、忽然小。这个"乍"，是时辰的意思。什么是时辰呢？两个小时是一个时辰。少阳主寒热往来，该阴经当令的时候或该阳经当令的时候就相应地产生热和寒,这就是寒热有定时,就是少阳正常的脉,也叫王脉。

《难经·七难》最后这句是问:这六者,是平脉还是病脉?回答是:都是正常脉。正常的脉为什么叫"王脉"呢?王,有雍容华贵之意,好的脉,是沉缓有力。沉,是肾气足;缓,是脾气足;有力,是脾肾交通有力。脾是后天,肾是先天,先后天往来有神,就是沉缓有力。

3. 五脏平脉、病脉和死脉

夫平心脉来,累累如连珠,如循琅玕(láng gān),曰心平。

平心脉来,平脉就是没病。心脉的平脉是什么样呢?"累累如连珠,如循琅玕。"现在很多人戴佛珠——柔滑,有包浆那种。循,就是摸索;琅玕,中国神话传说中的仙树,其果实似珠,比喻珍贵、美好之物。正常的心脉来时,圆润像珠子一样,相贯而至。

夏以胃气为本。

夏天以胃气为本,脉当柔和而微钩。

《难经·十五难》曰:"夏脉钩者,心南方火也,万物之所茂,垂枝布叶,皆下曲如钩,故其脉之来疾去迟,故曰钩。"这个形容得好。春天是末梢开始长枝叶,到了夏天虽然枝叶繁茂,但都有下垂之象。"垂枝布叶,皆下曲如钩",所谓"垂",就是主敛主降,不能过散,虽然茂盛但还是能收敛着,"夏脉如钩",指脉"来疾去迟",来疾,指来得快;去迟,指后面还有力量把持着它,不让它散掉。好像脉有一个回转力,后面有阳气在收敛着它。所谓没有病的心脉,就以这个"钩"的力量展现着。

病心脉来,喘喘连属,其中微曲,曰心病。

病心脉来,就是心脉的病脉喘喘急促,在急数之中,带有微曲之象,这是心的病脉。喘喘连属,就是不柔和了,琅玕,突出的是柔和,而喘喘，不柔和并且兼急促。钩，是有力的，而微曲，就是无力的，要散掉的象，就是心病的脉。

死心脉来，前曲后居，如操带钩，曰心死。

心死的脉象如何？前曲后居（倨），前曲，就是在向前走的脉乱了，左右不定，飘忽不定；后居，就是后劲也不足，但还硬，有如摸到革带之钩一样的坚硬，全无和缓之意，这是心的死脉。

平肺脉来，厌厌聂聂，如落榆荚，曰肺平，秋以胃气为本。

正常的肺脉来时，轻虚而浮，像榆荚下落一样地轻浮和缓，这是肺的平脉。"厌厌聂聂，如落榆荚"，这个形容好美。榆树荚也是累累，但不是累累如连珠，有着秋天的燥气，又干又轻的样子。秋以胃气为本，脉当柔和而微毛。

病肺脉来，不上不下，如循鸡羽，曰肺病。

如循鸡羽，就好像抚摸鸡的羽毛。鸡毛，中间有个梗两边是毛，这个肺病脉还真不好把。

死肺脉来，如物之浮，如风吹毛，曰肺死。

死肺脉来，轻浮而无根，如物之飘浮，如风吹毛一样，飘忽不定，大家都吹过蒲公英吧，既散，又飘。散动无根，这是肺的死脉。

关于肺脉，《难经·十五难》曰："秋脉毛者，肺西方金也，万物之所终，草木华叶，皆秋而落，其枝独在，若毫毛也。故其脉之来，轻虚以浮，故曰毛。"

"万物之所终"，有人会奇怪，怎么到秋天就"终"了呢？终，不应该是冬天吗？冬天不是"终"，是"藏"啊。古人怕我们误解了这个"终"，就接着说："草木华叶，皆秋而落。"草木树叶，皆因为秋天而陨落。这是说生机，到秋天不往外走了，而是往里面收藏了，但生机还在，在哪里啊？其枝独在。在枯枝里啊。气机收敛住了，但不是没有，所以"若毫毛也，故其脉之来，轻虚以浮，故曰毛"。就是说，生机特别的微弱，含在枝芽里，轻虚以浮，即似有似无。如果这个脉紧、浮紧、大或者滑，都属于肺气不敛，或肺里面有瘀血、有瘀滞的病脉。如果全飘出去了，就是生机散尽的死脉。

平肝脉来，耎弱招招，如揭长竿末梢，曰肝平。

"平肝脉来，耎弱招招"是什么意思？后面解释是好像"长竿末梢"，大家可能还不懂。在《濒湖脉学》里说："长脉不大不小，迢迢自若，如揭长竿末梢，为平。"首先，这说的是长脉。如揭长竿末梢，这是说尺脉那一边特别有劲儿，后劲儿特足，这就是好。耎弱招招，指竹竿的末梢有点软、有弹性。正常的肝脉来时，柔软而弦长，如长竿之末梢一样地柔软摆动，这是肝的平脉。

春以胃气为本。

指春天以胃气为本，脉当柔和而微弦。

病肝脉来，盈实而滑，如循长竿，曰肝病。

有病的肝脉来时，弦长硬满而滑利，如以手摸长竿一样地长而不软，这是肝的病脉。如循长竿，长竿就是硬的，就是病脉；如揭长竿末梢，末梢就是有弹性的，所以是好脉。

死肝脉来，急益劲，如新张弓弦，曰肝死。

将死的肝脉来时，弦急而坚劲，好像新张弓弦一样紧绷而强劲，新的弓弦一定很涩、很硬，这是肝的死脉。

关于肝脉，《难经·十五难》曰："春脉弦者，肝东方木也，万物始生，未有枝叶，故其脉之来，濡弱而长，故曰弦。"

春脉微弦，是把寒邪去掉以后，少阳升起来的样子，也就是元气升起来了，"未有枝叶"，是说其气融融，这时的微弦，是濡弱而长，长，就是气脉都通了，上、中、下皆通。春天主生发，生发就是疏通，从中往上、往下，都要通。尺脉应该长到关，关脉应该能通到寸里面一些。长脉的"歌诀"是："过于本位脉名长，弦则非然但满张，弦脉与长争较远，良工尺度自能量。"濡、弱，也是好脉，虽然元气尚不足，但只要好好养着这点生发之机，生命就有希望。

平脾脉来，和柔相离，如鸡践地，曰脾平。

正常的脾脉来时，从容和缓，至数匀净分明，好像鸡足缓缓落地一样地轻缓而从容不迫，这是脾的平脉。如鸡践地，就好比鸡爪踩地一样，踩下去很实、很清晰。

长夏以胃气为本。

长夏以胃气为本，脉当和缓。

病脾脉来，实而盈数，如鸡举足，曰脾病。

有病的脾脉来时，充实硬满而急数，如鸡举足一样急疾，这是脾的病脉。脾的正常脉是"如鸡践地"，脾的病脉是"如鸡举足"，所以啊，大家要想学好中医，还得去观察一下鸡"举足"或"落足"的样子。

死脾脉来，锐坚如乌之喙，如鸟之距，如屋之漏，如水之流，曰脾死。

"锐坚如乌之喙，如鸟之距，如屋之漏，如水之流"，这里是打了四个比方。你看乌鸦之喙，很硬。鸟之距，就是鸟儿的爪子，也是硬而有力。又好像屋之漏雨，滴滴答答，没有规律，是一堆乱码。脉象只要像乱码，不管哪部脉都是死脉，因为这叫七怪脉，又好像水到处流一样，漫溢，去而不返，这是脾的死脉。

平肾脉来，喘喘累累如钩，按之而坚，曰肾平。

正常的肾脉来时，沉石滑利连续不断而又有曲回之象，按之坚实，有如心之钩脉，这是肾的平脉。

冬以胃气为本。

脉当柔软而微石。

病肾脉来，如引葛，按之益坚，曰肾病。

有病的肾脉来时，坚搏牵连如牵引葛藤一样，愈按愈坚硬，这是肾的病脉。

死肾脉来，发如夺索，辟辟如弹石，曰肾死。

将死的肾脉来时，像夺索一般，长而坚硬劲急，坚硬劲急太过，会哗的一下散掉；或坚实如以指弹石，这是肾的死脉。

看来古人也玩弹石，小时候玩弹球很有趣。弹球就像高尔夫和台球的初级版，它也需要数学测算等，高尔夫玩不好会损腕部、损肘部，还有损腰和胯，弹球却练习手指，也通指上经脉，是个非常好的运动。

关于肾脉，《难经·十五难》曰："冬脉石者，肾北方水也，万物之所藏也，盛冬之时，水凝如石，故其脉之来，沉濡而滑，故曰石。此四时之脉也。"

冬脉石者，是说冬脉像石头一样沉实，也表示万物藏而不动的特性。沉濡而滑，滑，是什么啊？就是一点寒邪都没有了。四逆汤吃过头了，脉象就是"滑"；灸关元、中脘灸过头了，脉象也是"滑"。这时就要用凝聚、收敛法，用点小建中汤或六味地黄丸来收一收。

玉机真脏论篇第十九

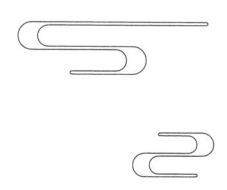

五脏受气于其所生,传之于其所胜,
气舍于其所生,死于其所不胜,
病之且死,必先传行至其所不胜,病乃死。
此言气之逆行也,故死。

题解

  此篇接续上一篇，依旧是讲脉法。题目之解释在文中有讲："至数之要，迫近以微，著之玉版，藏之脏腑，每旦读之，名曰玉机。"这是对"玉机"的解释，脉法精微，就是"玉机"。后面还是对五脏"真脏"的具体解释。但在这一篇里，中间部分出现了一大段黄帝关于"五脏传变"的独白，所以说，这一篇分成了三部分，第一部分是关于四季脉法的玉机，第二部分是黄帝讲五脏传变，第三部分是黄帝与岐伯关于真脏脉的讨论。

  这是一篇思路清晰、文理通透的文章，读之，会让人有了悟之感。

四季脉象与疾病表现

黄帝问曰：春脉如弦，何如而弦？

岐伯对曰：春脉者肝也，东方木也，万物之所以始生也，故其气来，耎弱轻虚而滑，端直以长，故曰弦，反此者病。

帝曰：何如而反？

岐伯曰：其气来实而强，此谓太过，病在外；其气来不实而微，此谓不及，病在中。

帝曰：春脉太过与不及，其病皆何如？

岐伯曰：太过则令人善怒，忽忽眩冒而巅疾；其不及则令人胸痛引背，下则两胁胠满。

帝曰：善。夏脉如钩，何如而钩？

岐伯曰：夏脉者心也，南方火也，万物之所以盛长也，故其气来盛去衰，故曰钩，反此者病。

帝曰：何如而反？

岐伯曰：其气来盛去亦盛，此谓太过，病在外；其气来不盛去反盛，此谓不及，病在中。

帝曰：夏脉太过与不及，其病皆何如？

岐伯曰：太过则令人身热而肤痛，为浸淫；其不及则令人烦心，上见咳唾，下为气泄。

帝曰：善。秋脉如浮，何如而浮？

岐伯曰：秋脉者肺也，西方金也，万物之所以收成也，故其气来，轻虚以浮，来急去散，故曰浮，反此者病。

帝曰：何如而反？

岐伯曰：其气来毛而中央坚，两傍虚，此谓太过，病在外；其气来毛而微，此谓不及，病在中。

帝曰：秋脉太过与不及，其病皆何如？

岐伯曰：太过则令人逆气，而背痛，愠愠然；其不及则令人喘，呼吸少气而咳，上气见血，下闻病音。

帝曰：善。冬脉如营，何如而营？

岐伯曰：冬脉者肾也，北方水也，万物之所以合藏也，故其气来沉以搏，故曰营，反此者病。

帝曰：何如而反？

岐伯曰：其气来如弹石者，此谓太过，病在外；其去如数者，此谓不及，病在中。

帝曰：冬脉太过与不及，其病皆何如？

岐伯曰：太过则令人解㑊，脊脉痛而少气，不欲言；其不及则令人心悬如病饥，䏚中清，脊中痛，少腹满，小便变。

这一篇，还是从春、夏、秋、冬入手。

1. 春脉太过与不及

黄帝曰：春脉如弦，何如而弦？

黄帝问：春天的脉象像弓弦，怎样才算弦？

岐伯对曰：春脉者肝也，东方木也，万物之所以始生也，故其气来，

耎弱轻虚而滑，端直以长，故曰弦，反此者病。

岐伯回答：春脉应肝脏，属东方之木。在这个季节里，万物是初始生发之象，因此其脉气来时，软弱轻虚而滑，端直而长，所以叫作弦，假如脉象不如此，就是病脉。

其实真正的弦脉并不是"耎弱轻虚而滑"的，《脉经》说弦脉"如张弓弦"，张开的弓弦哪有软弱轻虚的？所以，这里的"耎弱轻虚而滑，端直以长"更像是描述初春的气机，这是春天的正气，而不是指病脉的"弦"。

大家看，这一段是不是跟我们在上一篇《平人气象论》中所提到的《难经·十五难》非常像——"春脉弦者，肝东方木也，万物始生，未有枝叶，故其脉之来，濡弱而长，故曰弦"。所以，春脉只是微弦，是把寒邪去掉以后，少阳升起来的样子，也就是元气升起来了，其气融融，就是"耎弱轻虚而滑""端直以长"，长，就是气脉都通了，上、中、下皆通之象。虽然此时元气尚不足，但只要好好养着这点生发之机，生命就有希望。

帝曰：何如而反？

即，反之会怎样呢？

岐伯曰：其气来实而强，此谓太过，病在外；其气来不实而微，此谓不及，病在中。

岐伯回答说：其脉气来，应指实而有力，叫作太过，主病在外；如脉来不实而微弱，这叫作不及，主病在里。

大家看，中国文化处处讲中道，这个"中道"极难把握，春脉应指实而有力，就叫作太过，是病脉，同时主病在外；春脉不实而微弱，就叫作不及，也是病脉，主病在里。有力不行，微弱也不行，就那个"耎弱轻虚而滑，端直以长"是正常脉。所以，把脉不是个技术活儿，而是个艺术活儿。春天里，大人兴奋地嘶吼就是太过，看见花儿绽放无感觉就是不及，只有小孩子看见花儿时的喜悦，那种小心翼翼，那种悄悄细语，那种渴望和花朵、树木一起隐秘绽放的快乐，才是正常。

帝曰：春脉太过与不及，其病皆何如？

黄帝问：春脉太过与不及，发生的病变怎样？

岐伯曰：太过则令人善忘，忽忽眩冒而巅疾；其不及则令人胸痛引背，下则两胁胠满。

岐伯回答：春脉太过，会使人记忆力衰退，头昏目眩，并发生巅顶头痛之病；春脉不及，会使人胸部作痛并牵连到背部疼痛，往下发展，就是两侧胁肋部位胀满。

具体分析：春脉太过，指脉象实而有力，实，就是肝气收敛不住，气往上冲；有力，显示的则是肝血虚。有人会疑惑，有力怎么是肝血虚呢？这里的"有力"，就是指病脉的弦紧之象，弦紧而细为精血不及。也就是说，弦而软，其病轻；弦而硬，其病重。血虚，则气就在上面空转；血不足，人就想得多、脑子乱，而又什么都记不住，就是善忘和头晕目眩，虚到极处就是巅顶痛，其实这也是春天高血压的一个表现。由此，大家要明白，春天的血压增高与夏天、秋天、冬天的血压增高，原因可能不同。所以说，有人血压高时，不能直接向医生要处方，不仅得看具体原因，还得分析不同季节里血压增高的原因。中医从来都不是一个方子对一个病，这点大家一定要记住了。

春脉不及，就是脉象不实而微弱，不实，就是气血皆虚；微弱，就是气机起不来，阴阳皆弱。精血虚少则胸部作痛，背为胸之府，于是就会牵连到背部疼痛。肝位主两胁，气机起不来，气血就瘀滞在胁肋部，造成两侧胁肋部位的胀满。

是春脉太过的人好治，还是春脉不及的人好治？当然是前者好治，后者难治。前文说了，太过者，主病在外；不及者，主病在里。病在里，有阴阳俱虚，就难治。让气血都升起来，本身就不容易，年轻人还可以，年老者就困难了。年轻人在上升的通道里，怎么都好说；年老者在下降的通道里，能止住下滑的速度就不错了。看人和人生也如此，关键看在哪个通道里。而且，还要看气机，调病，是一层境界；调气机，是更高的境界。

2. 夏天为什么发热生疮

帝曰：善。夏脉如钩，何如而钩？

首先，黄帝赞叹上一段岐伯解释的好。岐伯解释的确实好，但我们若是讲解不出他的好，这些"好"也就消失在书籍的烟波浩渺中了。然后，黄帝按照上一节的节奏和顺序接着提问：夏时的脉象如钩，怎样才算钩？

岐伯曰：夏脉者心也，南方火也，万物之所以盛长也，故其气来盛去衰，故曰钩，反此者病。

岐伯回答：夏脉主应心脏，属南方之火，在这个季节里，万物生长茂盛，因此脉气来时充盛，去时衰微，好像钩子的样子，所以叫作钩脉，假如违反了这种现象，就是病脉。

也就是正常的钩脉，是来时充盛，去时衰微。在《濒湖脉学》里没有钩脉，夏天的脉应为洪脉，《素问》谓之"大"，亦曰"钩"。《素问》为什么用钩脉和大脉来形容夏脉，而不用洪脉呢？因为洪脉指病脉，主阳盛阴虚之病。比如李时珍的"主病诗"是："脉洪阳盛血应虚，相火炎炎热病居。"李时珍的《濒湖脉学》里没有大脉，但有浮大、散大、沉大等，总之，指病脉，他所言大脉为邪气方张，病势正在向前发展。"形瘦脉大多气者死。"即，形体消瘦为肉脱，精血不足而脉大，则是气多血少，死。

而这里呢，先讲夏天正常的脉，所以有人解释钩脉"来盛去衰如钩之曲"。上而复下，应血脉来去之象，象万物敷布下垂之状。这个比喻真好，夏天的脉象，就像夏天的气候一样，热烈，又不伤人，而是敷布天下万物，使其快乐成长。

帝曰：何如而反？

黄帝问：反之会怎样呢？

岐伯曰：其气来盛去亦盛，此谓太过，病在外；其气来不盛去反盛，此谓不及，病在中。

岐伯回答：夏脉，气来盛去亦盛，这叫作太过，主病在外；脉气来时不盛，去时反而充盛有余，这叫作不及，主病在里。

帝曰：夏脉太过与不及，其病皆何如？

黄帝问：夏脉太过与不及，发生的病变是怎样的？

岐伯曰：太过则令人身热而肤痛，为浸淫；其不及则令人烦心，上见咳唾，下为气泄。

岐伯回答：夏脉太过，会使人身体发热，皮肤痛，热邪侵淫成疮；夏脉不及，会使人心烦，上部出现咳唾涎沫，下部出现失气下泄。

具体分析如下：夏脉太过，气来盛，去亦盛，就是洪脉，李时珍洪脉的"主病诗"是："脉洪阳盛血应虚，相火炎炎热病居，胀满胃翻须早治，阴虚泄痢可踌躇。"什么意思呢？就是洪脉是因为阳邪太盛而导致血虚，精血收敛不住相火上炎，而造成热病，比如使人身体发热，皮肤痛（在表），精血不足之地，被热邪侵淫，就会成疮。除了《内经》所说的症状，李时珍说，还会造成胀满、胃翻，如果阴虚太过，出现泄痢，就更要小心了。

夏脉不及，就是脉气来时不盛，去时反而充盛有余，来时不盛，指阳气不足；去时反而充盛有余，是阴邪有余。阳气不足、阴邪有余，人就心烦、定不住神。所以李时珍洪脉的"主病诗"接着说："寸洪心火上焦炎，肺脉洪时金不堪，肝火胃虚关内察，肾虚阴火尺中看。"即左寸出现洪脉主心烦。右寸肺脉洪时，会伤肺，出现咳嗽。关脉出现洪脉会影响肝和胃，肝胃受伤，则吐涎沫。尺脉洪，则主肾虚阴火盛，阳气拽不住阴火的话，会出现失气下泄。

如此看来，李时珍的脉学也是有《内经》基础的。

3. 秋脉太过与不及

帝曰：善。秋脉如浮，何如而浮？

黄帝还是先赞叹，然后接着提问：秋天的脉象如浮，怎样才算浮呢？

岐伯曰：秋脉者肺也，西方金也，万物之所以收成也，故其气来，轻虚以浮，来急去散，故曰浮，反此者病。

岐伯回答：秋脉主应肺脏，属西方之金，在这个季节里，万物收成，因此脉气来时轻虚以浮，来得急，去得散，所以叫作"浮"。如果违反了这种现象，就是病脉。

还是先讲秋气的正常之脉。秋天的气，主收、主成，没有收气，则无成。秋天草木树叶，虽然因为金气肃杀而陨落，但生机还在，只是内收了而已。生机隐隐地收在果实和根部，所以此时的脉象是"轻虚以浮，来急去散"，因此又称为毛脉。如果这时脉紧、浮紧、大或者滑，都属于肺气不敛，或肺里面有瘀血、瘀滞的病脉。如果全飘出去了，就是生机散尽的死脉了。

帝曰：何如而反？

黄帝问：怎样才称反呢？

岐伯曰：其气来毛而中央坚，两傍虚，此谓太过，病在外；其气来毛而微，此谓不及，病在中。

岐伯回答：秋脉气来浮软而中央坚硬，两旁虚，这叫作太过，主病在外；秋脉气来浮软而微，这叫作不及，主病在里。

帝曰：秋脉太过与不及，其病皆何如？

黄帝问：秋脉太过与不及，发生的病变是怎样的？

岐伯曰：太过则令人逆气，而背痛，愠愠然；其不及则令人喘，呼吸少气而咳，上气见血，下闻病音。

岐伯回答：秋脉太过，会使人气逆，背部作痛，愠愠然郁闷而不舒畅；秋脉不及，会使人呼吸短气，咳嗽气喘，其上逆而出血，喉间有喘息声音。

具体分析如下：秋脉太过，就是脉来浮软而中央坚硬，两边浮软，就是正气不足，中央坚硬，就是寒邪有余，寒邪内伏，则气逆，肩背痛（在肺经循行），由此而情志不舒，心情愠怒，肺主焦虑。秋脉不及，就是脉来浮软而微，微，就是阳气衰微，由此就会使人短气，气不足，就咳嗽气喘以自救，严重的，就会气上逆而吐血，喉间有喘息声音。

肺有一个功能，专门通调水道，也就是调节三焦水道的功能。而下行的水，一定归于肾，又经过肾的气化，清者上疏于肺，浊者下输膀胱。由此可以看出，人体水的气化代谢由胃、脾、肺、肾、三焦等来升降沉浮，如果这些脏器气化失调，比如，肺不气化，就会咳嗽喘促，此次疫情的病体解剖发现肺部大量黏液，就是肺失却了气化功能的表现。其实肺不能气化的根，又在于脾，土不能克水，就是脾虚，脾虚则不能生肺气，而脾虚，就会水湿泛滥，肌肉浮肿。脾土不克肾水，肾虚就会造成水湿上犯，上犯至脾，就是全身浮肿；上犯至肺，就是喘和惊恐。

肺为清虚之所，着不得一毫阴气，如果心肺之阳不足，就不能制止上壅的阴气，阴气上壅，人就呼吸喘促、咳嗽痰涌，这时如果治疗方向错了，就会伤肾，发为哮喘。凡是喘都是肾的事，肾不纳气则喘。也就是说，不懂原理的话，动不动就服药一年以上，可能会出现坏症。喘症为什么很多人觉得不好治，因为已经伤到根儿了，伤到肾了，重调元气法都不好用了。

4. 冬脉太过与不及

帝曰：善。冬脉如营，何如而营？

黄帝说：讲得对！冬时的脉象如营，怎样才算营？

岐伯曰：冬脉者肾也，北方水也，万物之所以合藏也，故其气来沉以搏，故曰营，反此者病。

岐伯回答：冬脉主应肾脏，属北方之水，在这个季节里，万物闭藏，因此冬脉气来时沉而搏手，所以叫作"营"。假如违反了这种现象，就是病脉。

这是说正常的冬脉，也就是肾脉来时，沉石滑利连续不断而又有曲回之象，这是肾的平脉。"冬以胃气为本"——脉当柔软而微石。在《濒湖脉学》里，没有营脉的说法。许慎《说文解字》里说："营，帀居也。段玉裁注：帀居，谓围绕而居。"所以这个字有"环绕闭藏"之意。现代扎营、集中营等都有此意。用一个"营"字来描述冬脉，也是《内经》出人意表的一种描述吧。

帝曰：何如而反？

黄帝问：怎样才称反呢？

岐伯曰：其气来如弹石者，此谓太过，病在外；其去如数者，此谓不及，病在中。

岐伯回答：冬脉，来如弹石一般坚硬，这叫作太过，主病在外；冬脉，其脉气去如虚数的，这叫作不及，主病在里。

帝曰：冬脉太过与不及，其病皆何如？

黄帝问：冬脉太过与不及，发生的病变是怎样的？

岐伯曰：太过则令人解㑊，脊脉痛而少气，不欲言；其不及则令人心

悬如病饥，眇中清，脊中痛，少腹满，小便变。

岐伯回答：冬脉太过，会使人精神不振，身体懈怠，脊骨疼痛，气短，懒于说话；冬脉不及，会使人心如悬，好像腹中饥饿之状，季胁下空软部位清冷，脊骨作痛，少腹胀满，小便发生一些变化。

具体分析：冬脉太过，就是来如弹石一般坚硬，上一篇《平人气象论》说："死肾脉来，发如夺索，辟辟如弹石，曰肾死。"即，将死的肾脉来时，像夺索一般，长而坚硬劲急，坚硬劲急太过，会哗的一下散掉；或坚实如以指弹石，这是肾的死脉。这呢，像《濒湖脉学》里的紧脉，紧脉："来往有力，左右弹人手。"《素问》说紧脉"如转索无常"。仲景说紧脉"数如切绳"。这其实是个很危险的脉，冬脉本应"藏而不动"，而这已经是临近崩溃的象，所以李时珍的紧脉"体状诗"说："总是寒邪来作寇，内为腹痛外身疼。"诸紧为寒为痛，会使人精神不振，身体懈怠，脊骨疼痛，气短，懒于说话。

冬脉不及，就是其脉气去如虚数的，紧脉的"主病诗"说："寸紧人迎气口分，当关心腹痛沉沉，尺中有紧为阴冷，定是奔豚与疝疼。"当紧脉变成虚数脉时，就已经接近"动脉"，仲景曰："动则为痛为惊。"人心如悬，好像腹中饥饿之状，就是惊恐之象。李时珍动脉的"主病诗"说："动脉专司痛与惊，汗因阳动热因阴，或为泻痢拘挛病，男子亡精女子崩。"这时会出现季胁下空软部位清冷、脊骨作痛、少腹胀满等症状，所谓小便的变化，阳气不足，则小便清长；阳气被憋，则小便热痛。

上面这几段确实讲得好啊！把春夏秋冬之肝脉、心脉、肺脉、肾脉之正常，及不正常之太过与不及都讲透了。不光是岐伯解答得好，黄帝的问题也提得好。没有他们这一问一答，我们也得不着这样的真谛。

脾脉"按之牢若痛"

帝曰：四时之序，逆从之变异也，然脾脉独何主？

岐伯曰：脾脉者土也，孤脏以灌四傍者也。

帝曰：然则脾善恶，可得见之乎？

岐伯曰：善者不可得见，恶者可见。

帝曰：恶者何如可见？

岐伯曰：其来如水之流者，此谓太过，病在外；如乌之喙者，此谓不及，病在中。

帝曰：夫子言脾为孤脏，中央土以灌四傍，其太过与不及，其病皆何如？

岐伯曰：太过则令人四支不举；其不及则令人九窍不通，名曰重强。

四时脉气讲完了，其对应的是肝、心、肺、肾，但还有个脾脉未见，所以下一段更是一句紧跟一句的追问，专门讲脾脉。

帝曰：四时之序，逆从之变异也，然脾脉独何主？

黄帝问：春、夏、秋、冬四时的脉象，有逆有从，其变化各异，但独未论及脾脉，究竟脾脉主何时令？

157

岐伯曰：脾脉者土也，孤脏以灌四傍者也。

岐伯回答：脾脉属土，位居中央为孤脏，以灌溉四旁。

这是在说脾脉的独特性，所谓"灌溉四傍"，指脾脉与四时，与肝脉、肺脉、心脉、肾脉都有关联。反过来讲，就是把肝脉、肺脉、心脉、肾脉时都不能忽略脾脉。

关于脾的这个属性，从十二地支理解就明白了。比如十天干分出五行属性比较容易，就是每个属性占两个天干，它们是东方甲木、乙木，南方丙火、丁火，西方庚金、辛金，北方壬水、癸水，中央戊土、己土。但十二地支要分出五个五行属性则有些麻烦，古人的配属是这样的：先分四组，亥、子、丑为水，寅、卯、辰为木，巳、午、未为火，申、酉、戌为金，然后把每组最后一个地支分出来，属土，也就是说，丑、辰、未、戌四个地支一半属土，一半属各自的四个属性，在方位配置上，它们位于中央。而脾"灌四傍者"，也是这个意思。脾为土，但又兼木、火、金、水四方之性。

帝曰：然则脾善恶，可得见之乎？

黄帝问：那么，脾脉的正常与异常可以得见吗？

岐伯曰：善者不可得见，恶者可见。

岐伯回答：正常的脾脉不可能见到，有病的脾脉是可以见到的。

其实呢，在上一篇《平人气象论》中讲过正常的脾脉——"平脾脉来，和柔相离，如鸡践地，曰脾平，长夏以胃气为本。"即，正常的脾脉来时，从容和缓，至数匀净分明，好像鸡爪缓缓落地一样地轻缓而从容不迫，这是脾的平脉。如鸡践地，就好比鸡爪踩地一样，踩下去很实、很清晰。"长夏以胃气为本"——长夏以胃气为本，脉当和缓。这里说正常的脾脉不可能见到，大概是因为正常的脾脉是整体和缓之脉，只要是柔和、缓和的脉象，无论四时，无论肝、肺、心、肾，都是正常的脉。但肝脉、肺脉、心脉、肾脉四种正常脉又都各有特点，所以岐伯说正常的脾脉不可能见到。

帝曰：恶者何如可见？

黄帝道：有病的脾脉怎样？

岐伯曰：其来如水之流者，此谓太过，病在外；如乌之喙者，此谓不及，病在中。

岐伯说：脾脉，其来如水之流散，这叫作太过，主病在外；其来尖锐如乌之喙，这叫作不及，主病在中。

这种形容并没有指出哪种脉象，只是一种文学描述。但实际上所谓"二十八部脉"，就是后人在这种最初的文学描述中总结出来的。学脉法的人先要有这种文学描述的能力才行。

帝曰：夫子言脾为孤脏，中央土以灌四傍，其太过与不及，其病皆何如？

黄帝道：先生说脾为孤脏，位居中央属土，以灌溉四旁，它的太过和不及各发生什么病变？

岐伯曰：太过则令人四支不举；其不及则令人九窍不通，名曰重强。

岐伯说：脾脉太过，会使人四肢不能举动（也就是"痿"）；脾脉不及，则使人九窍不通，名叫重强。

具体分析：脾脉太过，就是其来如水之流散，散为气血俱虚，根本脱离之脉。所以散脉无根，形损难医，李时珍的"体状诗"说："散似杨花散漫飞，去来无定至难齐，产为生兆胎为堕，久病逢之不必医。"就是产妇见散脉就是要生产了，孕妇见散脉就是要流产了，久病若见散脉就不要救了。再兼脾主肌肉，所以会使人四肢不能举动，就是萎软之症。

《素问·脏气法时论》说："脾病者，身重，善饥肉痿，足不收，行善瘛，脚下痛；虚则腹满肠鸣，飧泄食不化。"即，脾脏有病，则出现身体沉重，容易饥饿，肌肉痿软无力，两足弛缓不收，行走时容易抽搐，脚下

159

疼痛，这是脾实的症状；脾虚则腹部胀满，肠鸣，泄下而食物不化。

关于肌无力，《素问·太阴阳明论》的解释是：脾病而四支不用，是因为"四支皆禀气于胃，而不得至经，必因于脾，乃得禀也。今脾病不能为胃行其津液，四支不得禀水谷气，气日以衰，脉道不利，筋骨肌肉皆无气以生，故不用焉"。意思是，脾运化无力，不能向四肢疏布水谷精微，肌肉便一天天地缺气少血，久之，筋骨无力，肌肉萎软。所以，此病以健脾为第一要务。

脾脉不及，就是其来尖锐如鸟之喙，《平人气象论》说："死脾脉来，锐坚如鸟之喙，如鸟之距，如屋之漏，如水之流，曰脾死。"这里打了四个比方。你看乌鸦之喙，很硬；鸟之距，就是鸟儿的爪子，也是硬而有力。又好像屋之漏雨，滴滴答答，没有规律，是一堆乱码。脉象只要像乱码，甭管哪步脉都是死脉，因为这是"七怪脉"之一。又好像水到处流一样，漫溢，去而不返，这是脾的死脉。所以此处说，"脾脉不及，则使人九窍不通，名叫重强，就是大危象"。

《难经·十六难》中，关于心脉、肝脉、脾脉、肺脉、肾脉的"其病有内外证"都进行了描述，其中，关于脾脉，有如下说法："假令得脾脉，其外证面黄、善噫、善思、善味。其内证当脐有动气，按之牢若痛。其病，腹胀满；食不消，体重节痛，怠堕嗜卧，四肢不收。有是者脾也，无是者非也。"

"假令得脾脉，其外证面黄、善噫、善思、善味。"脾脉外证是什么呢？是被憋住了，心中懊憹，不能正常输布，《伤寒论》说："阳明病，下之，心中懊憹而烦。"主要是阳明，心中懊憹，其实也是阳明与太阴相表里的太阴的表现，比如胸满、憋闷，或者短气，都是被憋住的表现，所以才面黄。善噫，人被憋住了，才爱叹气，很舒畅是不会叹气的。善思，脾在志为思，所欲所想，都得不到实施，人就痛苦被憋。气，输布不出去，思路也输布不出去，人就老想眼前这点事儿，就跟这点事儿打转。久而久之，就连门也不愿意出了，人也不愿意见了，索性自己封闭了自己。所以，人只要情被憋住了，思维也就憋住了，行动也被憋住了。善味，就是消谷善饥，因为里面被憋，爱吃那个味道特重特浓的东西，比如麻辣烫、火锅等，这属于自救，想把里面的瘀滞宣开。

"其内证当脐有动气。"肚脐，在中央，属脾。

"按之牢若痛。"牢，就是里面比较牢靠、牢实。为什么叫"牢"呢？你看"家"，家是什么呀？一个"宀"部，里面一个猪。猪的繁殖力特别强，总是在运化、生发，所以叫作"家"。一个"宀"部底下一个牛，就是"牢"。为什么是牛不是兔子或羊呢？猪、兔子、羊，都可以圈养，这个牛憋不得，圈养这个牛，牛就会被憋。西班牙斗牛，就是先把牛关上三天，不给吃不给喝，憋得它"在志为怒"，出来就跟人斗。若痛，这个词用得好。若痛，就不是真痛，而是关元虚了后的空虚无力，我要是讲一天课后，真是耗气啊，关元按下去都是空的，很难受，但不是痛，比"痛"难受。

"其病，腹胀满。"腹胀满，就是不通啊，脾经不通，就不能向四方输布精华。

"食不消，体重节痛。"脾经外证是善味，是喜欢各种辛辣刺激性食物，到了里证，脾阳弱了，就是"食不消"了。同时，"体重节痛，怠惰嗜卧，四肢不收"，就是累，四肢无力，喜欢四仰八叉地躺着。为什么不是蜷着？蜷着，基本是有痛症，四仰八叉，就是湿重，就是累，就是"怠惰嗜卧"，话都懒得说，因为说话耗气，本来气就不足，索性就不说了。

现在有个词叫"卷"，《说文解字》说："膝曲也。"脾病是四肢不收、懒散。而"卷"有因痛而蜷缩。网络上流行的"卷"实际上指的是"内卷"，这是一种非理性的内部竞争，或者说是"被迫的竞争"。无论如何，这都有"痛"在其中。

专题篇　解读《灵枢·邪气脏腑病形篇第四》病从何而来

黄帝问于岐伯曰：邪气之中人也奈何？

岐伯答曰：邪气之中人高也。

黄帝曰：高下有度乎？

岐伯曰：身半已上者，邪中之也；身半已下者，湿中之也。故曰：邪之中人也，无有常。中于阴则溜于腑，中于阳则溜于经。

黄帝曰：阴之与阳也，异名同类，上下相会，经络之相贯，如环无端。邪之中人，或中于阴，或中于阳，上下左右，无有恒常，其故何也？

岐伯曰：诸阳之会，皆在于面。中人也，方乘虚时，及新用力，若饮食汗出腠理开，而中于邪。中于面则下阳明，中于项则下太阳，中于颊则下少阳，其中于膺背两胁亦中其经。

黄帝曰：其中于阴奈何？

岐伯答曰：中于阴者，常从臂胻（héng）始。夫臂与胻，其阴皮薄，其肉淖泽，故俱受于风，独伤其阴。

黄帝曰：此故伤其脏乎？

岐伯答曰：身之中于风也，不必动脏。故邪入于阴经，则其脏气实，邪气入而不能客，故还之于腑。

故中阳则溜于经，中阴则溜于腑。

黄帝曰：邪之中人脏奈何？

岐伯曰：愁忧恐惧则伤心。形寒饮冷则伤肺，以其两寒相感，中外皆伤，故气逆而上行。有所堕坠，恶血留内，若有所大怒，气上而不下，积于胁下，则伤肝。有所击仆，若醉入房，汗出当风，则伤脾。有所用力举重，若入房过度，汗出浴水，则伤肾。

黄帝曰：五脏之中风奈何？

岐伯曰：阴阳俱感，邪乃得往。

黄帝问于岐伯曰：首面与身形也，属骨连筋同血合于气耳。天寒则裂地凌冰，其卒寒，或手足懈惰，然而其面不衣，何也？

岐伯答曰：十二经脉，三百六十五络，其血气皆上于面而走空窍。其精阳气上走于目而为睛，其别气走于耳而为听，其宗气上出于鼻而为臭，其浊气出于胃，走唇舌而为味。其气之津液皆上熏于面，而皮又厚，其肉坚，故天气甚寒，不能胜之也。

黄帝曰：邪之中人，其病形何如？

岐伯曰：虚邪之中身也，洒淅动形；正邪之中人也微，先见于色，不知于身，若有若无，若亡若存，有形无形，莫知其情。

首先，看病邪是怎么侵犯人体的。

黄帝问于岐伯曰：邪气之中人也奈何？

黄帝问岐伯：风、雨、寒、暑等天之邪气（外邪）是怎么侵袭人体的？

岐伯答曰：邪气之中人高也。

岐伯回答：外邪伤人，大多先侵犯人体的上部。

黄帝曰：高下有度乎？

黄帝问：邪气侵犯人体的部位是否有高度限制？

岐伯曰：身半已上者，邪中之也；身半已下者，湿中之也。

岐伯回答：在上半身发病的，一般是感受了风寒等外邪所致；在下半身发病的，一般是感受了湿邪所致。

故曰：邪之中人也，无有常。中于阴则溜于腑，中于阳则溜于经。

岐伯接着补充：按理说，邪气侵犯人体，并无常规。（因为邪气还有

163

一个传变的过程，所以说外邪侵犯了人体，发病的部位并不一定固定在它侵入的地方。）但有一条常规是外邪侵袭了五脏的阴经，会流传到属阳的六腑；外邪侵袭了阳经，就直接流传到这条经循行的通路上发病。最后这句"中于阴则溜于腑，中于阳则溜于经"，就可以帮助我们理解"别于阳者，知病从来；别于阴者，知死生之期"，病邪中于阳经，我们可以推断其所来之处；病邪中于阴经，就是入里了，从入里的深浅传变，我们就可以以此判断其死生之期。

黄帝曰：阴之与阳也，异名同类，上下相会，经络之相贯，如环无端。邪之中人，或中于阴，或中于阳，上下左右，无有恒常，其故何也？

黄帝问：所谓阴和阳，虽然名称不同，但本质是一回事。它们上下相会，以经络相关联，并且如环无端（既然如环无端，就难解难分，阴中有阳，阳中有阴）。外邪侵袭人体时，有的侵袭于阴经，有的侵袭于阳经，而其病所又或上，或下，或左，或右，没有固定的部位，具体要怎么分辨呢？

黄帝这种深入学习和深入思考的能力，真的很强。

岐伯曰：诸阳之会，皆在于面。

岐伯回答说：手足三阳经的会合之处，都是在头面部。

中人也，方乘虚时，及新用力，若饮食汗出腠理开，而中于邪。

邪气侵袭人体，往往是趁人体正气不足、有虚可乘的时候，比如人刚刚用力劳累之后，或因吃饭而出了汗、腠理开泄的时候，容易中邪。

中于面则下阳明，中于项则下太阳，中于颊则下少阳，其中于膺背两胁亦中其经。

这时的侵袭路径就是：邪气侵袭人脸，就沿足阳明胃经循行；邪气侵入项部，就沿足太阳膀胱经循行；邪气侵入脸颊部，就沿足少阳胆经循行。如果外邪直接侵入了在前的胸膺、在后的脊背以及在两侧的胁肋部，也会分别按上述三阳经循行路径上发病。

黄帝曰：其中于阴奈何？

黄帝问：外邪侵袭阴经的情况是怎样的？

岐伯答曰：中于阴者，常从臂胻（héng）始。夫臂与胻，其阴皮薄，其肉淖泽，故俱受于风，独伤其阴。

岐伯回答：外邪侵入阴经，通常是从手臂或足胫开始的。胻，即膝下踝上之小腿骨。因为手臂和足胫这些地方，皮肤较薄，肌肉柔润，所以身体各部位同样感受风邪时，这些皮肤薄、肉濡润的部位最容易受伤。

黄帝曰：此故伤其脏乎？

黄帝问：邪气会伤到五脏吗？

岐伯答曰：身之中于风也，不必动脏。故邪入于阴经，则其脏气实，邪气入而不能客，故还之于腑。

岐伯回答：身体感受了风邪，却不一定会影响到五脏。由此而言，外邪侵入阴经后，若是五脏之气充实，即使有邪气侵入了，也不能停留做客，而只能从五脏退还到六腑。

故中阳则溜于经，中阴则溜于腑。

一般说来，阳经感受了邪气，直接在本经上发病；而阴经感受了邪气，若是五脏精气充实，邪气就会由里出表，流传到和五脏相表里的六腑而发病。

可不是人人都五脏精气充实啊，所以黄帝接着问：**邪之中人脏奈何？**

邪气要是侵袭了五脏会怎样呢？这是在讲五脏所伤的具体原因，这段也是对八段锦之"五劳七伤往后瞧"之"五劳"的解读。

岐伯曰：愁忧恐惧则伤心。

岐伯回答：愁、忧、恐惧等情绪变化过久过激，就会使心脏受伤。

大家此处要注意，侵袭五脏的已经不是外来风寒、暑湿、燥火了，而是愁、忧、恐惧这些情绪。古人早把这一切说明白了：各种恶劣情绪伤五脏，五脏受伤才是大病，可是我们今人还是在向外找各种原因。

形寒饮冷则伤肺，以其两寒相感，中外皆伤，故气逆而上行。

如果人外表形体受寒，内又多食寒凉，两寒相迫，就会使肺脏受伤。因为此表里两种寒邪内外相应，使在内之肺脏和在外之皮毛都受到伤害，所以就会导致肺气失于肃降而上逆，进而发生喘、咳等病变。

有所堕坠，恶血留内，若有所大怒，气上而不下，积于胁下，则伤肝。

如果人从高处坠落跌伤，就会使瘀血留滞在体内，又有大怒等不良情绪刺激，就会导致气上逆而不下，瘀血亦随之郁结于胸胁之下，而使肝脏受伤。

有所击仆，若醉入房，汗出当风，则伤脾。

倘若被击打或跌倒于地，或醉后行房事，或大汗出后受风着凉，都会使脾脏受伤。

有所用力举重，若入房过度，汗出浴水，则伤肾。

倘若有人用力提举过重的物品，或房事过度，或大汗后用冷水沐浴，就会使肾脏受伤。

黄帝曰：五脏之中风奈何？

黄帝问：五脏会不会中风呢？

岐伯曰：阴阳俱感，邪乃得往。

岐伯回答：一定是属阴的五脏内有所伤，属阳的六腑外有所感，以致内外俱虚的情形下，风邪才能内侵五脏。

岐伯的这个回答很棒，五脏先有情志所伤，六腑再受六淫之邪，内外俱虚时，风邪才能内侵五脏。这时就会有偏瘫等症。

黄帝问于岐伯曰：首面与身形也，属骨连筋同血合于气耳。天寒则裂地凌冰，其卒寒，或手足懈惰，然而其面不衣，何也？

黄帝问岐伯：人的头面和全身上下各部，所有筋骨密切相连，气血相合运行。但是当天气寒冷——大地冻裂、水结冰凌的时候，人会因为天气猝然变冷而缩手缩脚，但面部却能无遮挡地露在外面，这是什么缘故？

这问题提得多好啊，脸部与全身相连，天寒地冻时，人全身都怕冷，可就是面部不畏寒，这是为什么呢？

岐伯答曰：十二经脉，三百六十五络，其血气皆上于面而走空窍。

岐伯回答：人体十二经脉以及三百六十五络穴，所有气血都上达于头面部，并且入于各个孔窍之中。

人体哪儿的窍最多？脸上，七窍在脸，而窍对气血的要求最多。

其精阳气上走于目而为睛，其别气走于耳而为听，其宗气上出于鼻而为臭，其浊气出于胃，走唇舌而为味。

其阳气的精微上注于眼目（所以眼窍要的精微物质最多，而现在人的眼睛出问题，就不单是眼睛的问题，而是全身精微物质出问题了。故，治眼睛最难），而使眼睛可以视万物；其旁行的经气从两侧上注于耳，而使耳能够听；其积于胸中的宗气上出于鼻，使鼻能够嗅；还有胃腑之谷气，走唇舌而能够辨别五味。

总之，七窍的问题，是全身的问题。

其气之津液皆上熏于面，而皮又厚，其肉坚，故天气甚寒，不能胜之也。

可以说，各种气化之津液都上行熏蒸于面部，加之面部的皮肤较厚，肌肉也坚实，所以即使在极冷的天气里，面部也能抗拒寒气而不畏寒冷。

所以说，人脸不畏寒，有四条：（1）人体孔窍精气最足。七窍出问题，至少是精气不足的表现。（2）精气气化上行随孔窍而熏蒸面部。阳气足，则能气化，气化有力，则脸不怕冷。（3）脸皮厚。（4）脸上肌肉坚实。

黄帝曰：邪之中人，其病形何如？

黄帝问：邪气侵袭人体，病态是怎样的呢？

岐伯曰：虚邪之中身也，洒淅动形；正邪之中人也微，先见于色，不知于身，若有若无，若亡若存，有形无形，莫知其情。

岐伯回答：虚邪侵袭人体，病人会恶寒战栗。正邪侵袭人体，发病比较轻微（所谓虚邪，还是指正气虚，所以发病较严重，恶寒战栗，甚至发烧；所谓正邪，因为风寒、暑湿、燥火本来就是天地之正气，所以称其"正"，其太过或不及伤及人体时为"邪"，所以发病不会太重，除非是造成瘟疫的戾气）。正邪侵袭人体，开始只在气色上略有所见，而在身体上没有太大感觉——好像有病，又好像没有病；好像病邪已经消失，又好像病邪仍存留在体内。同时在表面上可能有一些病症的形迹，但也有毫无形迹的，所以不太容易揣摩其病情。这就是"有形无形，莫知其情"。

黄帝的总结性发言

帝瞿然而起，再拜稽首曰：善！吾得脉之大要。天下至数，《五色》《脉变》《揆度》《奇恒》，道在于一。神转不回，回则不转，乃失其机。至数之要，迫近以微，著之玉版，藏之于府，每旦读之，名曰《玉机》。

黄帝曰：五脏受气于其所生，传之于其所胜，气舍于其所生，死于其所不胜，病之且死，必先传行至其所不胜，病乃死。此言气之逆行也，故死。肝受气于心，传之于脾，气舍于肾，至肺而死。心受气于脾，传之于肺，气舍于肝，至肾而死。脾受气于肺，传之于肾，气舍于心，至肝而死。肺受气于肾，传之于肝，气舍于脾，至心而死。肾受气于肝，传之于心，气舍于肺，至脾而死。此皆逆死也。一日一夜五分之，此所以占死生之早暮也。

黄帝曰：五脏相通，移皆有次。五脏有病，则各传其所胜；不治，法三月若六月，若三日若六日，传五脏而当死，是顺传所胜之次。故曰：别于阳者，知病从来；别于阴者，知死生之期。言知至其所困而死。

突然来了黄帝一番长篇大论，这在《素问》中是不多见的。

帝瞿然而起，再拜稽首曰：善！吾得脉之大要。

听完上面这段，黄帝"瞿然而起"，"瞿"字，下面的"隹"代表鸟儿，上面两"目"代表眼睛。瞿然，原本指瞪大眼睛的鸟儿，这里是人瞪大眼睛兴奋的样子。"瞿然而起"，是用面部表情和身体动作表示听闻此篇的激动，甚至"再拜稽首"，就是拜了两拜，行了个大礼。是什么让黄帝如此激动呢？他说：讲得好啊！我懂得诊脉的要领了！不知大家听了上面所讲，有没有像黄帝那样开大窍的样子？人生开一次大窍不容易啊，所以以下这番高谈阔论可是关于《内经》理论的总结性发言啊！

天下至数，《五色》《脉变》《揆度》《奇恒》，道在于一。神转不回，回则不转，乃失其机。至数之要，迫近以微，著之玉版，藏之于府，每旦读之，名曰《玉机》。

首先，这番话像古朴的诗句，精练整洁，不容置疑。无论我们怎样翻译，都达不到黄帝所说的境界。

黄帝说：天下最重要的理数就是《五色》《脉变》《揆度》《奇恒》等书，阐述的道理都是一致的，总的精神在于一个"神"字（就是学中医要把握一个"神"字，用神要高于用心，这一点在后面一些篇目里会反复讲）。神的功用运转不息，能向前而不能回却；倘若回而不转，就失掉它的生机了。所谓至道，是不断地迫尽于微妙，我要把这些著录在玉版上面，藏之于枢要内府，每天早上诵读，称它为《玉机》。

因为这段话的重要性，所以这一篇也叫"玉机真脏论"。下面的部分有点突兀，黄帝亲自论述五脏疾病的传变，跟这一篇的"玉机"和"真藏"的论述略有区别。

1. 五脏病变传变的规律

黄帝曰：五脏受气于其所生，传之于其所胜，气舍于其所生，死于其所不胜，病之且死，必先传行至其所不胜，病乃死。此言气之逆行也，故死。

五脏疾病的传变，是受病气于其所生之脏，传于其所胜之脏，病气留舍于生我之脏，死于我所不胜之脏。当病到将要死的时候，必先传行于相克之脏，病者乃死。这是病气的逆传，所以就会死亡。

这是在讲疾病的传变以至于死的一个规律。大家一定听着有点绕，但下面黄帝一举例子，大家就清楚了。

肝受气于心，传之于脾，气舍于肾，至肺而死。

例如，肝受病气于心脏，而又传行于脾脏，其病气留舍于肾脏，传到肺脏而死。

具体分析：以肝木为例，肝木生心火，肝为心之母，反过来讲，儿子就要夺母气。也就是心火以肝木为燃料，肝败了，心血自然不足，血不荣筋，肝更败，此乃上文"受气于其所生"，就是肝受病气于心。肝木克脾土，传之于脾，就是"传之于其所胜"，所胜，就是所克。肝病，脾就不保。肝木与肾水的关系，是肾水生肝木，肝肾同源，一个不好，另一个也好不了，所以"气舍于肾"，就是"气舍于其所生"，就是病气留舍于生我之脏，其实这还是一个母子相连的病。肺金克肝木，就是"死于其所不胜"，肝所不胜为肺金，所以肝病走到肺，就危险了。就是"至肺而死"。

大家最好画一张图，以肝为中心，看另外四脏怎样受肝的影响或如何影响肝。

下面是以心为中心的传变路径。

心受气于脾，传之于肺，气舍于肝，至肾而死。

心受病气于脾脏，传行于肺脏，病气留舍于肝脏，传到肾脏而死。

具体分析：以心火为例，心火生脾土，土弱，火亦不足，此乃上文"受气于其所生"，就是心受病气于脾。心火克肺金，传之于肺，就是"传之于其所胜",心病,肺就不保。心火与肝木的关系,是肝木生心火,所谓"气舍于肝",就是"气舍于其所生",就是病气留舍于生我之脏。肾水克心火,就是"死于其所不胜",所以心病走到肾,就危险了。就是"至肾而死"。

掌握了这个五行生克的思路,下面就不逐一分析了。

脾受气于肺,传之于肾,气舍于心,至肝而死。

脾受气于肺脏(土生金),传行于肾脏(土克水),病气留舍于心脏(火生土),传到肝脏而死(木克土)。

肺受气于肾,传之于肝,气舍于脾,至心而死。

肺受病气于肾脏,传行于肝脏,病气留舍于脾脏,传到心脏而死。

肾受气于肝,传之于心,气舍于肺,至脾而死。

肾受气于肝脏,传行于心,病气留舍于肺脏,传到脾脏而死。

以上,就是五脏病变传变的规律。

此皆逆死也。一日一夜五分之,此所以占死生之早暮也。

以上所言都是病气之逆传,所以死。以一日一夜划分为五个阶段,分属五脏,就可以推测死候的早晚时间。

这是上文的总结之语。把一天一夜分成五份,各有肝、心、脾、肺、肾当令之时,然后再按照上文所言之所胜、所不胜,就可以预测疾病死候的早晚时间了。同理,把一年分成五份,也可以这样推测生死。但现在有西医急救了,到时不见得会死,可到时病情加重是一定的。

以上是按五行生克看问题,而原先我们讲过把一天分为四时看病情减轻或加重的情形,是按阴阳看问题。

比如《灵枢·顺气一日分为四时》说:"以一日分为四时,朝则为春,日中为夏,日入为秋,夜半为冬。朝则人气始生,病气衰,故旦慧;日中人气长,长则胜邪,故安;夕则人气始衰,邪气始生,故加;夜半人气入脏，邪气独居于身，故甚也。"

以一日分为四时，早晨就是春，就是生发；日中就是夏，就是生长；日入就是秋，就是收敛；夜半就是冬，就是收藏。早晨呢，人气刚刚生发，人气生，病气衰，所以早晨病情会好转，叫旦慧。日中人气生长，生长就会战胜邪气，病人就安宁，所以中午是祛病的好时机，犹如人在壮年时，也是祛病的好时机。傍晚时分，人气开始衰退，邪气就开始猖獗，病就开始加重。夜半人气全部收藏入脏，邪气独占身体，病情就会加重。但是加重一般以半夜11点为界限，11点胆经当令，阴中之阳又起来了，这时病情加重，也有可能是阴阳相搏造成的。

所以，无论是五行还是阴阳，都是中医看待病情轻重的重要方法。

2. 五脏相通，移皆有次

黄帝曰：五脏相通，移皆有次。

"次"，就是秩序、次第。黄帝道：五脏是相通连的，病气的转移，都有一定的次序。

这依旧是对上面一段的总结。但"五脏相通"这句很重要，就是中医的整体观，一脏败，其余四脏也会受牵连。这就与西医有不同。西医是哪儿的病就属于哪一科，中医则全面地看问题。比如卵巢的问题，不仅是卵巢的问题，也不仅是子宫的问题，而是与肝、肾、心、脾等都有关联，与任脉、督脉、肝经、肾经、冲脉、带脉等也有关联，抓住其主要问题，就可以治肝、脾，治任脉、冲脉等，所以没有哪一味药是主治卵巢的，关键在于如何鼓荡下焦，比如白术可以鼓荡下焦湿，泽泻可以利水，桂枝可以兴阳，如此这般，就解了卵巢之痛，同时重建了整个下焦系统，身体就痊愈了。

五脏有病，则各传其所胜；不治，法三月若六月，若三日若六日，传

五脏而当死，是顺传所胜之次。

假如五脏有病，则各传其所胜，也就是其所克，比如肝病传脾病；若不能掌握治病的时机，那么三个月或六个月，或三天或六天，传遍五脏就当死了，这就是相克的顺传次序。

故曰：别于阳者，知病从来；别于阴者，知死生之期。言知至其所困而死。

所以说，能辨别三阳的，可以知道病从何经而来；能辨别三阴的，可以知道病的死生日期，这就是说，知道它至其所不胜而死。

为什么这里说"别于阳者，知病从来；别于阴者，知死生之期"？要想讲清楚这一段，我们就要看一下《灵枢·邪气脏腑病形》。

风者百病之长

是故风者百病之长也。今风寒客于人，使人毫毛毕直，皮肤闭而为热，当是之时，可汗而发也；或痹不仁肿痛，当是之时，可汤熨及火灸刺而去之。弗治，病入舍于肺，名曰肺痹，发咳上气；弗治，肺即传而行之肝，病名曰肝痹，一名曰厥，胁痛出食，当是之时，可按若刺耳；弗治，肝传之脾，病名曰脾风，发瘅，腹中热，烦心出黄，当此之时，可按可药可浴；弗治，脾传之肾，病名曰疝瘕，少腹冤热而痛，出白，一名曰蛊，当此之时，可按可药；弗治，肾传之心，病筋脉相引而急，病名曰瘛，当此之时，可灸可药；弗治，满十日法当死。肾因传之心，心即复反传而行之肺，发寒热，法当三岁死，此病之次也。然其卒发者，不必治于传；或其传化有以次，不以次入者，忧恐悲喜怒，令不得以其次，故令人有大病矣。

回到《玉机真脏论》，继续黄帝的长篇大论。

1.《灵枢·五变》中的风邪伤人
是故风者百病之长也。
这句著名的话就出自这一篇。风为六淫之首，六气指风寒、暑湿、燥火，六气太过与不及，就是六淫。风邪，可以说是百病之长。

关于风邪伤人，《灵枢·五变》中有一段奇妙的描述。以刀斧砍伐树木做比喻，指出疾病的形成，虽有外来病因的侵袭，但主要还是由体质的强弱来决定的。我们看一下。

少俞曰：夫天之生风者，非以私百姓也，其行公平正直，犯者得之，避者得无殆，非求人而人自犯之。

少俞说：自然界生成的风邪，不是专为某个人生成的，它的运行公平正直，触犯它的人就会得病，能够防避它的人就没事，不是风邪找人，而是人去触犯风邪，所以生病。

一句"避者得无殆"，就是人要自己学会趋吉避凶，知道躲避风邪。比如夏天不贪凉、少吹空调，冬天戴围巾、戴帽子，身体就会好很多。

黄帝曰：一时遇风，同时得病，其病各异，愿闻其故。

黄帝问：有些人同一时间遇到风邪，同时得病，得的病却不一样，我想知道其中的原因。

少俞曰：善乎哉问！请论以比匠人。

少俞说：问得好啊！请让我用匠人砍伐树木来举例。

匠人磨斧斤砺刀，削斫材木。

斤，就是斧子。匠人磨砺斧子，让刀刃锋利，用来砍伐木材。

木之阴阳，尚有坚脆，坚者不入，脆者皮弛，至其交节，而缺斤斧焉。

木有阴阳两面，有坚硬和脆薄的分别，坚硬之面斧子不易砍入，脆薄之面易分离裂开，而木交结处，能使斧刃崩缺。

夫一木之中，坚脆不同，坚者则刚，脆者易伤，况其材木之不同，皮之厚薄，汁之多少，而各异耶。

一块木头之中，尚有坚硬和脆薄的不同，坚硬处刚强，脆薄处易被损伤，更何况不同的材木，树皮的厚薄不同，树汁的多少也不同。

这句是比喻人也各有不同，也会有坚硬与脆弱的不同。

夫木之蚤花先生叶者，遇春霜烈风，则花落而叶萎；久曝大旱，则脆木薄皮者，枝条汁少而叶萎；久阴淫雨，则薄皮多汁者，皮溃而漉；卒风暴起，则刚脆之木，枝折杌伤；秋霜疾风，则刚脆之木，根摇而叶落。凡此五者，各有所伤，况于人乎！

树木有早开花先生叶的，遇到春天的冰霜和凛冽的寒风，就会花落叶萎；经过久晒或大旱，松脆薄皮的树木，就会枝条汁液少而导致树叶枯萎；经过长期阴雨连绵，薄皮多汁的树木，就会树皮溃烂，水湿漉漉；狂风突起，刚硬的树木，就会枝条折断，树干受伤；如遇秋天的寒霜疾风，刚脆树木的树根就会动摇，树叶飘落。以上这五种自然界的变化，连树木都各有损伤，更何况人呢。

黄帝曰：以人应木奈何？

黄帝问：将人与树木相比是怎样一种情况呢？

少俞答曰：木之所伤也，皆伤其枝，枝之刚脆而坚，未成伤也。人之有常病也，亦因其骨节皮肤腠理之不坚固者，邪之所舍也，故常为病也。

少俞回答：树木受损伤，都伤在枝条上，树枝刚脆且坚韧的，就未必受伤。人经常生病，是因为人体的骨节、皮肤、腠理不坚固，病邪易在这些地方留滞。

以上就是风邪伤人，不同的人同一时间遇到风邪，同时得病，得的病却不一样的原因。

2. 风寒伤人后的五脏传变

风邪伤人对人的具体危害是怎样的呢？我们回到《玉机真脏论》，看他是怎样说、怎样治的。

今风寒客于人，使人毫毛毕直，皮肤闭而为热，当是之时，可汗而发也；或痹不仁肿痛，当是之时，可汤熨及火灸刺而去之。

如果风寒侵犯人体，会使人毫毛直竖，皮肤闭而发热（所以一定要记住，是寒邪导致发热）。在这个时候，可用发汗的方法治疗；等到风寒入于经络，发生麻痹不仁或肿痛等症状，此时可用汤熨（热敷）及火罐、艾灸、针刺等方法来祛散寒邪。

下面讲，如果寒邪没有得到及时治疗，会出现哪些问题。

弗治，病入舍于肺，名曰肺痹，发咳上气。

如果不及时治疗，病气就会内传于肺，叫作肺痹，出现咳嗽气喘。

我们现在通常称为肺炎。所以，上呼吸道是最先受寒邪侵袭的，这里也是人体之门户，很多小孩最初发病都是这里出问题，一旦反复误治和上西药的话，从小就弱了，长大后上呼吸道的病会反复发作。

凡外感咳嗽，定有发热、头痛、身痛的症状。风邪咳嗽，就会自汗恶风，可用桂枝汤等；外感导致突然的咳喘，可以用麻黄汤，其中麻黄、杏仁就有平喘的效果。

寒邪咳嗽，就会无汗恶寒，这时用药就要小心，要仔细辨别六经，还要看当时的节气变化。咳嗽多发生在秋冬和早春，所以基本上属于寒邪咳嗽。寒邪咳嗽好辨别，即天暖时症状缓解，天冷时严重。且寒痰多为白色泡沫痰，而燥痰、热痰则胶黏难吐。

如果一开始没能很好控制，肺病就传为肝病。因为肺金克肝木。于是，下文说道：

弗治，肺即传而行之肝，病名曰肝痹，一名曰厥，胁痛出食，当是之时，可按若刺耳。

再不及时治疗，就从肺传至肝，这时叫肝痹，又叫作肝厥，会发生胁痛、呕吐的症状，在这个时候，可用按摩或者针刺的方法治疗。

弗治，肝传之脾，病名曰脾风，发瘅，腹中热，烦心出黄，当此之时，可按可药可浴。

再不及时治疗，就会从肝传行于脾，叫作脾风，会出现黄疸、腹中热、烦心、小便黄等症状，在这个时候，可用按摩、药物或热汤沐浴等方法治疗。

这是木克土。按照这个次第，再往下传，大家就知道该土克水，传到肾了。

弗治，脾传之肾，病名曰疝瘕，少腹冤热而痛，出白，一名曰蛊，当此之时，可按可药。

如再不治，就会从脾传行于肾，病名叫作疝瘕，出现少腹烦热疼痛，小便色白而混浊，又叫作蛊病，在这个时候，可用按摩或用药物等方法治疗。

再往下传，就是水克火，传到心了。

弗治，肾传之心，病筋脉相引而急，病名曰瘛，当此之时，可灸可药。

如再不治，病就从肾传至心，血不荣筋，就会出现筋脉牵引拘挛，叫作瘛病，在这个时候，可用灸法，或用药物治疗。

有人会问：用什么药呢？这种问法就不对。既然已经说有寒邪入里会造成心、肝、脾、肺、肾的不同，就要"随证治之"，才是正治。

弗治，满十日法当死。肾因传之心，心即复反传而行之肺，发寒热，法当三岁死。

如再不治，十日之后，当要死亡。倘若病邪由肾传心，心又复反传于肺脏，发为寒热证，法当三年即死。也就是病有急症、慢症，急，则十日死；慢，则三年。

以上就是风寒侵袭人体后，先入肺，然后按相克的顺序——入肝、入脾、入肾、入心，再入肺，依次传递，最后导致死亡。所以，病须早发现，早掐住源头，不然越往后，越难治。

此病之次也。

179

以上就是疾病传行的次序。

然其卒发者，不必治于传。

假如是骤然暴发的病，就不必根据这个相传的次序而治。

这点很重要，指出了一个疫情发病的要点，只要是暴发之症，都不会按次第走，也有可能会"直中脏腑"，尽管病名可能一样，但每个人的表现未必相同，死因也各异，有人死于"肺"，有人死于"心"等。

或其传化有以次，不以次入者，忧恐悲喜怒，令不得以其次，故令人有大病矣。

次，就是次序、次第。比如，有些病是按照这个次序传变，有些病是不依照这个次序传变的，比如忧、恐、悲、喜、怒情志之病，病邪就不依照这个次序相传，而是直中脏腑，直接生大病。即各种恶劣情绪直接伤五脏六腑，五脏六腑受伤才是大病。

这里特地指出了喜、怒、忧、思、恐对人的影响。这是非常重要的观点，很多医生看不到这个层面。也就是，最高级的医生看病要看到"人性"的层面，你就会知道他为什么会得这个病；若看不到"人性"的层面，看到"喜、怒"的层面也成，因为喜、怒、忧、思、恐等情绪，会让人的病不按五脏生克次第走，更不会按皮毛、腠理、肌肉、经络、骨髓的次序走，而是"直入脏腑"，直接夺人性命。

情志生大病

因而喜大虚，则肾气乘矣，怒则肝气乘矣，悲则肺气乘矣，恐则脾气乘矣，忧则心气乘矣，此其道也。故病有五，五五二十五变及其传化。传，乘之名也。

大骨枯槁，大肉陷下，胸中气满，喘息不便，其气动形，期六月死，真脏脉见，乃予之期日。大骨枯槁，大肉陷下，胸中气满，喘息不便，内痛引肩项，期一月死，真脏见，乃予之期日。大骨枯槁，大肉陷下，胸中气满，喘息不便，内痛引肩项，身热，脱肉破䐃，真脏见，十月之内死。大骨枯槁，大肉陷下，肩髓内消，动作益衰，真脏来见，期一岁死，见其真脏，乃予之期日。大骨枯槁，大肉陷下，胸中气满，腹内痛，心中不便，肩项身热，破䐃脱肉，目眶陷，真脏见，目不见人，立死；其见人者，至其所不胜之时则死。急虚身中卒至，五脏绝闭，脉道不通，气不往来，譬于堕溺，不可为期。其脉绝不来，若人一息五六至，其形肉不脱，真脏虽不见，犹死也。

下面黄帝举例说：

因而喜大虚，则肾气乘矣，怒则肝气乘矣，悲则肺气乘矣，恐则脾气乘矣，忧则心气乘矣，此其道也。

因而喜极伤心，心虚则肾气相乘（"乘"是会意字，其字形像一个人两脚踩在树上,"乘"的本意就是登上去,读 chéng。在此就是肾水上犯,而水克火);或因大怒,则肝气乘脾(这是木克土);或因悲伤,则肺气乘肝(这是金克木);或因惊恐,则肾气虚,脾气乘肾(这是土克水);或因大忧,则肺气内虚,心气乘肺(这是火熔金)。这就是五种情志过激,使病邪不按次序传变的道理。

说得更清楚点就是,喜伤心,心血虚而突然出现肾病;大怒伤肝,而病在脾,比如生气人就吃不下饭、胃疼;大悲伤肺,而肝病;惊恐伤肾,而脾病,出现浮肿萎软之症……总之,被情志困扰的人生病,一定是大病。

故病有五,五五二十五变及其传化。传,乘之名也。

所以,病有五(五脏病)及其传化,就有五五二十五种传变(五病,再兼春、夏、长夏、秋、冬五时之病变,就是二十五种传变)。所谓传化,就是相乘的名称。

这一段,应该就是我一再强调的,大病,必关乎情志。所以,修行的首要就是修情志的稳定与柔和。但人生在世,遭遇丑恶、邪恶,谁能不气,谁能不悲?况乎人有天性之不同,即便如此,我还是觉得,凡事,分大和小;格局,也分大和小。与身边小人斗气,就是小;与天地大邪抗争,就是大。被小人气病、气死,就死不得其所,比如对方不知一年有四季,你非要与之争辩不可,学了《内经》之后,对方不知一年有五季,你非要与之争辩不可,就只有气病了,这样多不值。

接着讲原文。下一段是讲人大病的样子和要死的时间。

1.《灵枢·寿夭刚柔》的骨肉与人寿限

大骨枯槁,大肉陷下,胸中气满,喘息不便,其气动形,期六月死,

真脏脉见，乃予之期日。

如果大骨枯槁，大肉塌陷，再出现胸中气满，呼吸困难，呼吸时身体振动，这样的人，如此持续六个月就要死亡。如果再见到真脏脉，就可以预知其死期了。

人得了大病就是这个样子。大骨，指人体大关节处，比如股骨头、头盖骨、膝盖、关节等处。《内经》说"肾主骨"，胆主骨所生病，骨病，就是肾精已绝，生机全无。大肉，指强壮的肌肉。脾主肉，若肌肉塌陷，就是脾虚。

关于骨肉与人寿限的关系，《灵枢·寿夭刚柔》里有一段，说得非常好。

黄帝问于伯高曰：余闻形有缓急，气有盛衰，骨有大小，肉有坚脆，皮有厚薄，其以立寿夭奈何？

黄帝问伯高：我听说人的形态有缓有急，气质有盛有衰，骨骼有大小，肌肉有坚脆，皮肤有厚薄，如何用这些因素来确定人的寿夭呢？

伯高答曰：形与气相任则寿，不相任则夭。皮与肉相果则寿，不相果则夭。血气经络胜形则寿，不胜形则夭。

伯高回答：人的形和气之间相称的就是长寿，不相称的就会夭亡（比如外形高大，而气血虚少，就是不相称，就会早夭）。"皮与肉相果"的"果"，通"裹"，即，皮肤与肌肉包裹紧致的就会长寿，不紧致、松懈的就会早夭。内在血气经络充盛，胜过形体的就会长寿；反之，外面体格块大，而里面虚的，就会早夭。

黄帝曰：何谓形之缓急？

黄帝问：什么叫作形体的缓急呢？

伯高答曰：形充而皮肤缓者则寿，形充而皮肤急者则夭。形充而脉坚大者，顺也；形充而脉小以弱者，气衰，衰则危矣。

伯高回答：形体充实而皮肤舒缓的人，就长寿；形体充实而皮肤坚紧的人，就容易早夭。形体充实而脉气坚大的，称为"顺"；形体充实而脉气弱小的，则为气衰，气衰就危险。

若形充而颧不起者，骨小，骨小则夭矣；形充而大肉䐃坚而有分者肉坚，肉坚则寿矣；形充而大肉无分理不坚者，肉脆，肉脆则夭矣。

如果形体充实而颧骨不突起的人，就属于骨骼小，骨小就容易夭亡。形体充实而臂、腿、臀部肌肉突起坚实而且腠理有致的，称为肉坚，肉坚的人就会长寿；形体充实而臂、腿、臀部肌肉不分明的，称为肉脆，肉脆的人就会早夭。

所以，过度减肥，造成肌肉腠理虚弱的人，也会折寿。

此天之生命，所以立形定气而视寿夭者，必明乎此立形定气，而后以临病人，决生死。

这是由于人天生的禀赋不同而产生的现象，所以从形体的刚柔强弱，看人的气血阴阳，就可判断人寿命的长短。因此，医生必须明确这些道理，看形体与气血是否相称，而后再临床治病，决断生死。

总之，大骨多肉者强壮、长寿。而此篇中的大病者，都有"大骨枯槁，大肉陷下"之象，可见大病伤身之重。《灵枢·寿夭刚柔》就是讲人体外形刚柔与寿命长短的关系。《内经》是一直认为人体外形与内在之气血同人体寿命有关的。

黄帝曰：形气之相胜，以立寿夭奈何？

黄帝又问：形与气的相胜，如何用它来确定寿夭呢？

伯高答曰：平人而气胜形者寿；病而形肉脱，气胜形者死，形胜气者危矣。

伯高回答：一般的健康人，其气血胜过形体的能够长寿。有病的人，形消肉脱，即使气胜于形，但这是邪气盛，还是要死的；如果形体胜过气血，这是内在正气已衰，绝对是危险的。

关于骨肉对痛感的不同，《灵枢》里有一篇短短的小文章《论痛》写得也很好，我们看一下。

黄帝问于少俞曰：筋骨之强弱，肌肉之坚脆，皮肤之厚薄，腠理之疏密，各不同，其于针石火焫之痛何如？肠胃之厚薄坚脆亦不等，其于毒药何如？愿尽闻之。

黄帝问少俞：筋脉和骨头的强弱，肌与肉的坚脆，皮肤的厚实和薄弱，腠理的稀疏和密集，各自都是不一样的。它们对针石、艾灸、拔罐等的痛感是怎样的？再者，肠胃的厚实和薄弱也不一样，它们对药物的作用接受度又是怎样的？我想全面了解一下。

少俞曰：人之骨强、筋弱、肉缓、皮肤厚者耐痛，其于针石之痛、火焫亦然。

少俞回答：如果这人骨头强壮、筋脉脆弱、肉质松缓、皮肤厚，可以忍耐疼痛，就可以用针石、艾灸、拔罐等方法治疗。

黄帝曰：其耐火焫者，何以知之？

黄帝问：那些能耐得住瘢痕灸等火法治疗的人，怎么辨别呢？

少俞答曰：加以黑色而美骨者，耐火焫。

少俞回答：那些皮肤黑，并且骨形好的人，可以忍受火灸法治疗。

黄帝曰：其不耐针石之痛者，何以知之？

黄帝问：那些不能忍受火灸的人，又怎么辨别呢？

少俞曰：坚肉薄皮者，不耐针石之痛，于火焫亦然。

少俞回答：肉质坚硬而皮肤薄的人，不能耐受针石之痛，也不能耐受火灸之痛。

黄帝曰：人之病，或同时而伤，或易已，或难已，其故何如？

黄帝问：人类的病症，同时受伤的，有的好得快，有的难以治愈，这是什么原因呢？

少俞曰：同时而伤，其身多热者易已，多寒者难已。

少俞回答：同时受伤得病的人，那些阳气足的人容易好，那些寒气重的人不容易好。

这句也提醒我们，治疗当中，寒湿重的人治疗过程就会长。

黄帝曰：人之胜毒，何以知之？

黄帝问：哪些人可以抗药物之毒性，这个要怎么辨别？

少俞曰：胃厚、色黑、大骨及肥者，皆胜毒，故其瘦而薄胃者，皆不胜毒也。

少俞回答：那些胃部厚实、色泽黝黑、大骨丰盛、肌肉肥壮的人，都抗毒能力强。那些清瘦而且胃部薄的人，都无法抵御药物毒性。（此篇中的"毒"，当指浓烈的药物。）

2. 存活时长的判断

回到《玉机真脏论》原文。

大骨枯槁，大肉陷下，胸中气满，喘息不便，内痛引肩项，期一月死，真脏见，乃予之期日。

如果大骨枯槁，大肉塌陷，就会出现胸中气满，呼吸困难，胸中疼痛，同时牵引肩膀和后脖颈疼痛，一般一个月就要死亡，如果再见了真脏脉，就可以预知其死期。

所谓阴脉，就是脉没有胃气，称为真脏脉。见到真脏脉，是胃气已经衰败的征象，败象已见，就可以断其必死。所谓阳脉，就是指有胃气的脉。能辨别阳脉，就可以知道病变的所在；辨别真脏脉的情况，就可以知道死亡的时期。

大骨枯槁，大肉陷下，胸中气满，喘息不便，内痛引肩项，身热，脱肉破䐃，真脏见，十月之内死。

如果大骨枯槁，大肉塌陷，再出现胸中气满，呼吸困难，胸中疼痛，同时牵引肩膀和后脖颈疼痛，再全身发热，骨肉消脱溃烂，真脏脉现，十个月之内就要死亡。

大骨枯槁，大肉陷下，肩髓内消，动作益衰，真脏来见，期一岁死，见其真脏，乃予之期日。

如果大骨枯槁，大肉塌陷，两肩下垂，骨髓内消，动作衰颓，真脏脉未出现的话，为期一年会死亡，若见到真脏脉，就可以预知其死日。

大骨枯槁，大肉陷下，胸中气满，腹内痛，心中不便，肩项身热，破䐃脱肉，目眶陷，真脏见，目不见人，立死；其见人者，至其所不胜之时则死。

如果大骨枯槁，大肉塌陷，胸中气满，腹中痛，心中气郁不乐，肩项、身上俱热，破䐃脱肉，目眶下陷，真脏脉已出现，精脱目不见人，这种人立即死亡；如尚能见人，是精未全脱，到了它所不胜之时，就死亡了。

以上几段都有"大骨枯槁，大肉陷下"的字样，可见这是大病的首要症状，然后再加上"身热""真脏脉见"等，此人就危在旦夕了。

急虚身中卒至，五脏绝闭，脉道不通，气不往来，譬于堕溺，不可为期。其脉绝不来，若人一息五六至，其形肉不脱，真脏虽不见，犹死也。

如果正气暴虚，外邪突然侵袭人体，猝然获病，五脏气机闭塞，周身脉道不通，气不能往来，就好比人从高空坠落或落水淹溺一样，就不要抱什么希望了。其脉息绝而不至，或跳动异常疾数，一呼脉来五六至，虽然形肉不脱，真脏脉不显见，仍然是要死亡的。也就是，有的人猝死，不见得先要看见"大骨枯槁，大肉陷下，胸中气满，喘息不便，内痛引肩项"或真脏脉。

真脏脉

真肝脉至，中外急，如循刀刃，责责然，如按琴瑟弦，色青白不泽，毛折乃死。真心脉至，坚而搏，如循薏苡子累累然，色赤黑不泽，毛折乃死。真肺脉至，大而虚，如以毛羽中人肤，色白赤不泽，毛折乃死。真肾脉至，搏而绝，如指弹石，辟辟然，色黑黄不泽，毛折乃死。真脾脉至，弱而乍数乍疏，色黄青不泽，毛折乃死。诸真脏脉见者，皆死不治也。

黄帝曰：见真脏曰死，何也？

岐伯曰：五脏者，皆禀气于胃，胃者五脏之本也；脏气者，不能自致于手太阴，必因于胃气，乃至于手太阴也。故五脏各以其时，自为而至于手太阴也。故邪气胜者，精气衰也；故病甚者，胃气不能与之俱至于手太阴，故真脏之气独见，独见者，病胜脏也，故曰死。

帝曰：善。

1. 什么是真脏脉

病，凡见真脏脉者，必死。下面分别讲肝、心、脾、肺、肾的真脏脉的表现。所谓真脏脉，就是脉没有胃气，是胃气已经衰败的征象，败象已见，就可以断其必死。

关于真脏脉，我们先前讲过多次。比如，《平人气象论》说："平人之常气禀于胃。胃者，平人之常气也。人无胃气曰逆，逆者死。春胃微弦曰平，弦多胃少曰肝病，但弦无胃曰死。"这句是说：正常人的气禀受于胃气，胃气，是正常无病之人的常气。人无胃气，就叫作逆，逆则死。春脉有胃气且微弦，叫作平，如果弦脉明显而胃气少，就是有肝病；如果只有弦脉而无胃脉，就是死。可见，如果四季之脉没有胃气脉，都叫真脏脉，见真脏脉，就是死脉。那胃气脉是什么样呢？

《玉机真脏论》说："脉弱以滑，是有胃气。"此句甚妙，不会把脉的人，一见脉柔柔弱弱的，便疑惑其人将死，一见脉腾腾有劲，便认为此人无病。此言差矣！上了激素的脉一定特别有力，因为调了元气；要死的人，脉象也会腾腾有劲，但一按里面就是空的，此乃虚阳外越，而平人脉象反而柔柔弱弱，轻轻一搭上去似有如无，才是胃气充满，哪有阳气全散掉的，所以浮取一定不太明显才是。这么说吧，三部九候脉，哪部脉尖锐突出，就说明哪里正在邪正相争，而作战之地就是有病的地方。也就是哪部脉有劲哪儿有病，没劲的那个脉没病。正常的脉，一定占一个词：柔和，最好是宽大柔和。虚，不怕，虚，就好好养着，不是病。

为什么说中医就是一个"保胃战"呢？因为胃气一败，全身皆败，再怎么着也要把胃保护好，这就是中医和西医的一个很大的差别。消炎药伤胃，所以要慎用；寒凉的中药伤胃，也要慎用。张仲景的经方好，就是他的方子基本都是温性的。服用后，不仅不影响食欲，还强壮身体。而艾灸中脘穴，也是保护脾胃的一个大法，先固摄好脾胃，然后再言其他，是中医治疗学里的首要法则。

当发现没有胃气的真脏脉时，就要当心了，因为此时有可能出现生命危险。过去一般遇到"七怪脉"这样的脉象时，大夫一般不接诊、不开药，即便开药也不收钱，甚至送钱给病人。《素问·阴阳别论》曾言："凡持真脉之脏脉者，肝至悬绝急，十八日死；心至悬绝，九日死；肺至悬绝，十二日死；肾至悬绝，七日死；脾至悬绝，四日死。"这段翻译过来就是：凡诊得无胃气的真脏脉，例如，肝脉如一线孤悬，似断似绝，或者来得弦急而硬，十八日当死；心脉来时，孤悬断绝，九日当死；肺脉来时，孤悬断绝，十二日当死；肾脉来时，孤悬断绝，七日当死；脾脉来时，孤悬断绝，四日当死。

2. 五脏的真脏脉

我们看本文对五脏真脏脉的具体解释。

真肝脉至，中外急，如循刀刃，责责然，如按琴瑟弦，色青白不泽，毛折乃死。

肝脏之真脏脉至，像先前说的"偃刀脉"。仿佛手摸刀刃，细、硬；又像指按琴弦，细紧如将断绝之象。同时脸色青白没有光泽，青，为肝病象；白，为金克木象。毛折乃死，毫毛枯焦，指全无生发之力，必死。

真心脉至，坚而搏，如循薏苡子累累然，色赤黑不泽，毛折乃死。

心脏的真脏脉至，坚硬而搏手。"如循薏苡子累累然"，就是转豆躁急之象。同时脸色赤黑没有光泽，赤，是心病本象；黑，是肾水上泛，水克火，无生机，再兼毫毛枯焦，乃死。

真肺脉至，大而虚，如以毛羽中人肤，色白赤不泽，毛折乃死。

肺脏的真脏脉至，大而虚，即李时珍所言肺脉如毛，无根萧索，毛就是虚浮，到处飞散，就是无根的样子，好像毛羽着人皮肤一般地轻虚。又像是麻子动摇，浮波之合，不知大家有无在河滩上看过细细密密的虫子飞过，一会儿聚一会儿散，就是浮波之合。色白，是肺病本象；赤，是火熔金象，再兼毫毛枯焦，全无生机，人就要死亡了。

真肾脉至，搏而绝，如指弹石，辟辟然，色黑黄不泽，毛折乃死。

肾脏的真脏脉至，搏手若索欲断，或如以指弹石一样坚实。搏而绝，即李时珍所言"肾脉将绝,至如省客,来如弹石,去如解索"。什么叫"省客"?就像家里要来一个气势极大的客人,让你的心情"来如弹石",特紧张,特忐忑。等他一走,心情一下子"去如解索",哗啦一下就散掉了,即来时硬且沉闷,去时散乱迅疾。色黑,是肾本病象,色黄,是土克水,再兼毫毛枯焦,人就要死亡。

真脾脉至,弱而乍数乍疏,色黄青不泽,毛折乃死。

脾脏的真脏脉至,软弱无力,快慢不匀,弱而乍数乍疏,即是李时珍所言"脾则雀啄,如屋之漏",尤其是右手关脉出现这样的象,就叫"脾则雀啄"。雀啄,就如小鸡吃食,东一口西一口,全无章法。色黄,是脾病本色;色青,是木克土。面部显黄青颜色而不润泽,毫毛枯焦,就是要死亡了。

诸真脏脉见者,皆死不治也。

凡是见到五脏真脏脉,皆为不治的死候。

黄帝曰:见真脏曰死,何也?

黄帝道:见到真脏脉象,就要死亡,是什么道理?

岐伯曰:五脏者,皆禀气于胃,胃者五脏之本也。

岐伯回答:五脏的营养,都赖于胃腑水谷之精微,因此胃是五脏的根本。

脏气者,不能自致于手太阴,必因于胃气,乃至于手太阴也。

故五脏之脏脉气,不能自行到达于手太阴寸口,必须赖借胃气的敷布,才能达于手太阴。

故五脏各以其时,自为而至于手太阴也。

所以五脏之气能够在其所主之时,出现于手太阴寸口,就是有了胃气。

故邪气胜者,精气衰也;故病甚者,胃气不能与之俱至于手太阴,故真脏之气独见,独见者,病胜脏也,故曰死。

如果邪气胜，必定使精气衰，所以病气严重时，胃气就不能与五脏之气一起到达手太阴，而为某一脏真脏脉象单独出现，真脏独见，是邪气胜而脏气伤，所以说要死亡的。

简而言之，真脏脉就是没有胃气的脉。没有了胃气的宽大柔和，生命就有问题了，甚至出危险。

帝曰：善。

黄帝道：讲得好！

五实和五虚

黄帝曰：凡治病，察其形气色泽，脉之盛衰，病之新故，乃治之，无后其时。形气相得，谓之可治；色泽以浮，谓之易已；脉从四时，谓之可治；脉弱以滑，是有胃气，命曰易治，取之以时。形气相失，谓之难治；色夭不泽，谓之难已；脉实以坚，谓之益甚；脉逆四时，为不可治。必察四难，而明告之。

所谓逆四时者，春得肺脉，夏得肾脉，秋得心脉，冬得脾脉，其至皆悬绝沉涩者，命曰逆四时。未有脏形，于春夏而脉沉涩，秋冬而脉浮大，名曰逆四时也。病热脉静，泄而脉大，脱血而脉实，病在中，脉实坚，病在外，脉不实坚者，皆难治。

黄帝曰：余闻虚实以决死生，愿闻其情。

岐伯曰：五实死，五虚死。

帝曰：愿闻五实五虚。

岐伯曰：脉盛，皮热，腹胀，前后不通、闷瞀，此谓五实。脉细，皮寒，气少，泄利前后，饮食不入，此谓五虚。

帝曰：其时有生者，何也？

岐伯曰：浆粥入胃，泄注止，则虚者活；身汗得后利，则实者活。此其候也。

黄帝曰：凡治病，察其形气色泽，脉之盛衰，病之新故，乃治之，无后其时。

黄帝道：大凡治病，必先诊察形体盛衰，以及与人体之气是否相称，色之荣枯，脉之虚实，病之新旧，然后及时治疗，不能错过了时机。

这最后一段，又是黄帝的长篇大论。首先谈治病，有五点：

（1）先诊察形体盛衰，以及与人体之气是否相称。比如有无大骨枯槁、大肉下陷等。总之，其气血胜过形体的能够长寿。而有病的人，形消肉脱，即使气胜于形，也是邪气盛，还是要死的；如果形体胜过气血，这是内在正气已衰，也是危险的。所以，这个判断非常重要，这世上，不是人人都能被救，总有你救不了的。

（2）望色泽之润枯，润，则能救；枯，则难救。

（3）看脉之虚实，言脉法的重要性。

（4）看病之新旧，刚得的病，虽猛，但元气未大伤，好救；老病、旧伤，拖延或误治已久，元气大伤，则难治。这里要说一下误治，比如大寒证吃了大寒药，或小孩子发烧了，在医院输液两天，也许就会出现疲软、听力不好、食欲减退，这些可能是西药的副作用导致的，这时中医上手治病，就得调整西药导致的副作用：虚弱的，要先培元固本，不那么虚弱的，可以先祛寒邪，再正治其证，这些都要看医生的技术水平。对那些已经延宕多年，又经过放化疗，又佛医、道医、名医、庸医看过一圈的肿瘤患者，我通常先给病人进行基本治疗，先让病人食欲、睡眠改善，一个月后再治疗肿瘤。所以，先舒服不叫舒服，治疗所有病后的舒服才是真舒服。

（5）及时治疗，不能错过时机。这一点也很重要，所谓及时治疗，是病在皮肤时，可以用热敷法；病在经脉时，可以用针刺法；病在里时，可以用艾灸及药物治疗等。

下面两句是对这一段的补充说明。

形气相得，谓之可治；色泽以浮，谓之易已；脉从四时，谓之可治；脉弱以滑，是有胃气，命曰易治，取之以时。

病人形与气相称，是可治之症；面色光润鲜明，病亦易于治愈；脉搏与四时相适应，也可治；脉来弱而流利，是有胃气的现象，病也易治，关键是要抓紧时间，不能拖延。

形气相失，谓之难治；色夭不泽，谓之难已；脉实以坚，谓之益甚；脉逆四时，为不可治。

形与气不相称，此谓难治；面色枯槁，没有光泽，病亦难以治愈；脉实而坚，病必加重；脉与四时相逆，是不可以治疗的。

必察四难，而明告之。

必须审察这四种难治之症（形气相失、色夭不泽、脉实以坚、脉逆四时），清楚地告诉患者。

所谓逆四时者，春得肺脉，夏得肾脉，秋得心脉，冬得脾脉，其至皆悬绝沉涩者，命曰逆四时。

所谓脉与四时相逆，是春天见到肺脉（金克木），夏天见到肾脉（水克火），秋天见到心脉（火克金），冬天见到脾脉（土克水），这样的脉都属于悬绝无根，或沉涩不起，这就叫作逆四时的脉象。

未有脏形，于春夏而脉沉涩，秋冬而脉浮大，名曰逆四时也。

如果不知五脏形态，但只要在脉象上，春夏时令，反见沉涩的脉象；秋冬时令，反见浮大的脉象，也叫作逆四时的脉象。

春夏，正常的脉应该浮越洪大，若见沉涩，就不好；秋冬，正常的脉应沉缓，若见浮大，就是虚阳外越之坏脉。

对于我们人来说，小孩和青年，就像春夏，小孩就该顽皮、勇猛，你非得让他乖乖的不可，就是大人的不对。人老了，就像秋冬，如果这时突然欢腾了，就有可能是回光返照。

以下是五种难治的脉象。

病热脉静，泄而脉大，脱血而脉实，病在中，脉实坚，病在外，脉不实坚者，皆难治。

热病，脉宜洪大而反安静，难治。泄泻，脉应小而反大，难治。脱血，脉应虚而反实，难治。病在里，而脉浮取实坚（就是革脉），难治。病在外，而脉浮取反而不坚实，难治。这些都是证与脉相反，都是难治的病。

把脉讲究浮中沉，今人只是统说之，比如有病人说，医生把他的脉只是"弦细"两个字，浮中沉哪部脉弦细啊？不说清楚，就不知病在何处啊。再如，病在里，脉象应该沉取坚实，如浮取坚实如鼓，仲景曰："虚寒相搏，此名曰革。"主男子亡血失精，妇人半产漏下。《脉经》曰："三部脉革，长病得之死（久病者必死），卒病得之生（突然患病的，还有生存的机会）。"所以脉法还是要精研才是。

黄帝曰：余闻虚实以决死生，愿闻其情。

黄帝道：我听说根据病情的虚实可预决生死，愿闻其道理！

岐伯曰：五实死，五虚死。

岐伯说：五实死，五虚亦死。

帝曰：愿闻五实五虚。

黄帝问：请问什么叫作五实五虚？

岐伯曰：脉盛，皮热，腹胀，前后不通、闷瞀，此谓五实。脉细，皮寒，气少，泄利前后，饮食不入，此谓五虚。

具体分析：脉盛，是心受邪盛，因为心主血脉。皮热，是肺受邪盛，因为肺主皮毛。腹胀，是脾受邪盛。前后不通，是肾受邪盛，因为肾司二便。闷瞀，是郁闷眼干，是肝受邪盛。这叫作五实。实，即邪气实。

同理，脉细是心气不足，皮寒是肺气不足，气少是肝气不足，泄利前后是肾气不足，饮食不入是脾气不足。这叫作五虚。虚，都是正气虚。

帝曰：其时有生者，何也？

黄帝道：五实五虚，也能活下来的，又是什么道理？

岐伯曰：浆粥入胃，泄注止，则虚者活；身汗得后利，则实者活。此其候也。

岐伯说：如果粥浆可以入胃，慢慢让胃气恢复，同时大便泄泻停止，则虚者也可以痊愈（也就是说，只有胃气先起来了，中焦开始运化了，人才能续命）。如若原来身热无汗的，而现在得汗；原来二便不通的，而现在大小便通利了，则邪实的，也可以痊愈（也就是邪实的，一定要先通利）。这，就是五实五虚病人能够痊愈的转机。

三部九候论篇第二十

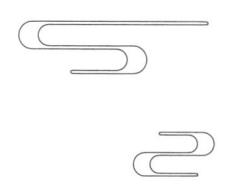

天地之至数，始于一，终于九焉。一者天，二者地，三者人。因而三之，三三者九，以应九野。故人有三部，部有三候，以决死生，以处百病，以调虚实，而除邪疾。

题解

这一篇是更细致地讲脉法，我们现在所理解的脉法：所谓三部，指寸、关、尺，每一部有浮、中、沉，三三得九，就是九候。扁鹊的《难经·第十八难》中说："脉有三部九候，各何主之？然三部者，寸关尺也。九候者，浮中沉也。"如果说脉法呢，还是扁鹊讲得最清楚，因为寸口脉就是他确定的。跟《难经》学脉法，最好理解。

知道扁鹊的三部九候后，看《濒湖脉学》就能清楚一些。比如，散脉的"主病诗"是："左寸怔忡右寸汗，溢饮左关应耎散，右关耎散胻胕肿，散居两尺魂应断。"散脉若在左寸，左寸为心，所以左寸散，主心悸怔忡；右寸为肺，散脉在右寸，主肺不肃降，故多虚汗。左关为肝，散脉在左关，肝不敛藏，则主溢饮；右关为脾，散脉在右关，主浮肿。两尺脉代表肾与命门，所以散脉在两尺脉，主断魂。但这里李时珍并没有说脉象之浮、中、沉，比如是浮取左寸，还是中取左寸，还是沉取左寸，这就要靠医生自己把握了。

但在《三部九候论》里，三部九候另有说法：三部，指天、地、人，指下部、中部、上部。每部各有三候，所谓三候，也是以天、地、人来代表的。而且指出这些脉象脉法，必须有老师的当面指导，方能懂得部候准确之处。

关于《内经》的三部九候脉法，《四圣心源》的作者黄元御总结道："十二经皆有动脉，上部之动脉在头，中部之动脉在手，下部之动脉在足，是为三部。一部三候，是为九候。"

比如，"上部天，两额之动脉，足少阳之颔厌也。上部地，两颊之动脉，足阳明之地仓、大迎也。上部人，耳前之动脉，手少阳之和髎也"。即，在人头部，虽都属于上部，但也可以分出天、地、人三部。

后面还有中部天、地、人，和下部天、地、人。

总之，《素问》与《难经》不同，《素问》之三部九候，另是一法。

《内经》里的脉法

这里，要总结一下《内经》里的脉法，因为《内经》是众多篇章结集而成，所以关于脉法也有多种说法，正好显现了古代脉法的多样性。《内经》里的脉法大致分为六类：一是寸口脉法，二是寸口人迎脉法，三是三部九候脉法，四是脏腑脉象，五是四时脉象，六是真脏脉。

下面我们逐一解释。

1. 寸口脉法

《素问·五脏别论》中，**帝曰：气口何以独为五脏主？**

这是问寸口为何是五脏主，气口者，手太阴肺经之动脉也。关前为寸，关后为尺。这是在说寸口脉法。

岐伯曰：胃者，水谷之海，六腑之大源也。五味入口，藏于胃，以养五脏气，气口亦太阴也。是以五脏六腑之气味，皆出于胃，变见于气口。

即，饮食入胃，腐化消磨，手太阴散其精华，游溢经络，以化气血。气血周流，都表现在寸口，以成尺寸。

具体言之，就在《素问·脉要精微论》所言："尺内两傍，则季胁也。尺外以候肾，尺里以候腹。中附上，左外以候肝，内以候膈，右外以候胃，内以候脾。上附上，右外以候肺，内以候胸中，左外以候心，内以候膻中。前以候前，后以候后。上竟上者，胸喉中事也。下竟下者，少腹腰股膝胫足中事也。"大致说来，就是心与小肠，候于左寸，肺与大肠，候于右寸。肝胆候于左关，脾胃候于右关。肾与膀胱候于两尺。

2.寸口人迎脉法

这个我们曾多次提到，也是《内经》中最突出的脉法。

比如《灵枢·禁服》中：

黄帝曰：寸口主中，人迎主外，两者相应，俱往俱来，若引绳大小齐等。

寸口脉象主里，反映体内五脏之气的变化；人迎脉象主外，是六腑之气在外的反映，脏与腑气表里相应，同来同往，就像牵引一根绳索的两头，这边牵引，绳动，那边牵引，绳也动。

春夏人迎微大，秋冬寸口微大，如是者，名曰平人。

春季、夏季，人迎脉象微大，秋季、冬季寸口脉象微大，脉象如此者，叫作正常无病的人。

人迎大一倍于寸口，病在足少阳，一倍而躁，在手少阳；人迎二倍，病在足太阳，二倍而躁，病在手太阳；人迎三倍，病在足阳明，三倍而躁，病在手阳明。

人迎脉象比寸口大一倍，表明足少阳经有病；人迎脉象大一倍而呈躁象的，表明病在手少阳经。人迎脉象大二倍，表明病在足太阳经；人迎脉象大二倍而呈躁象，表明病在手太阳经。人迎脉象大三倍，表明病在足阳明经；人迎脉象大三倍而呈躁象，表明病在手阳明经。

盛则为热，虚则为寒，紧则为痛痹，代则乍甚乍间。盛则泻之，虚则补之，紧痛则取之分肉，代则取血络且饮药，陷下则灸之，不盛不虚，以经取之，名曰经刺。

人迎脉盛，表明阳气内盛为热；人迎脉虚，表明阳气内虚，阴乘为寒；人迎脉紧，表明有痛痹症；脉代则病症忽轻忽重。治疗脉盛就用泻法，治疗脉虚就用补法，脉紧就取分肉间穴位针刺，脉代就取血络针刺，并且同时服药，脉陷下不见就用灸法治疗，脉不盛也不虚就用平常的针刺方法治疗，这叫作"经刺"。

人迎四倍者，且大且数，名曰溢阳，溢阳为外格，死不治。必审按其本末，察其寒热，以验其脏腑之病。

人迎脉象大于寸口四倍，脉大且快，叫作"外格"，是不治的死症。治病一定先要详细察验人迎、寸口的内外脉象，观察病的寒热，以此来确诊脏腑的疾病状况。

上面讲人迎大于寸口的情形，下面讲寸口大于人迎的情形。

寸口大于人迎一倍，病在足厥阴，一倍而躁，在手心主。

寸口脉象大于人迎脉象一倍，表明病在足厥阴肝经；寸口脉象大一倍而呈躁象的，病在手厥阴心包经。

寸口二倍，病在足少阴，二倍而躁，在手少阴。

寸口脉象大二倍，表明病在足少阴肾经；寸口脉象大二倍而呈躁象，表明病在手少阴心经。

寸口三倍，病在足太阴，三倍而躁，在手太阴。

寸口脉象大三倍，表明病在足太阴脾经；寸口脉象大三倍而呈躁象，表明病在手太阴肺经。

寸口四倍者，名曰内关，内关者，且大且数，死不治。

寸口脉象大于人迎四倍，名叫"内关"。内关的脉象，大且快，是不治的死症。

这里提出了三个小概念：关、格、关格。人迎脉象大于寸口四倍，脉大且快，叫作"外格"，是不治的死症。寸口脉象大于人迎四倍，名叫"内关"，也是不治的死症。这到底是什么意思呢？

当我们看不懂《素问》时，就去翻翻《灵枢》，再看不懂时，就去看《难经》《太素脉法》《伤寒论》等，直到我们能理解一二。

《难经·三十七难》说："阴气太盛，则阳气不得相营也，故曰格。阳气太盛，则阴气不得相营也，故曰关。阴阳俱盛，不得相营也，故曰关格。关格者，不得尽其命而死矣。"

阴气太盛，则阳气不得相营也，故曰格。

是说阴邪、阴寒太盛，阳气化不了它；或五脏有病，六腑也不能发挥作用，"不得相营"的"营"，指经营、限制，或收敛，也就是相互作用为营。为什么不能发挥作用呢？因为寒邪在脏、在里，把阳气格拒在外了。

打个比方吧，好比女人发怒生气，把丈夫关在屋外了，不让其进来。丈夫使劲推门，这时的使劲，就好比人迎脉象大于寸口四倍，脉大且快，叫作外格，格斗的结果，就是门倒了，压死了人。

阳气太盛，则阴气不得相营也，故曰关。

是说阳邪太盛，阴气化不了它；或六腑有病，五脏也不能发挥作用，六腑把五脏关在里面了，就叫作关。

一个门，无非开与关，一关就把里面给堵住了，所以叫作关。所以，格是往外轰，关是往里堵。还是那个男女的比方，女人把男人轰出去，叫作格，男人把女人囚禁，叫作关。从此就阴阳隔绝，就偏阴或偏阳，在脉象上显现出关或者格两种征象，有此征象，都是死症。

阴阳俱盛，不得相营也，故曰关格。关格者，不得尽其命而死矣。

这是第三种情况，阴邪、阳邪俱盛，相互抗拒，合在一起就是关格。关，得死；格，得死；关格，"不得尽其命而死矣"。什么叫"尽其命"呢？就是完整地走完生、长、化、收、藏，所谓"不尽其命"，就是没有走完这条路，走了一半就死了。好比在生长期，阴邪、阳邪都盛，一对抗，死了；好比男人杀了女人，自己也得偿命。人的生命，是阴阳和谐的完美链条，阴邪、阳邪俱盛时，可能就走不完这个生、长、化、收、藏之路，就"不得尽其天年"，半百而死。

出了这种问题怎么办呢？需要抓紧治疗。所以《内经》说："盛则胀满、寒中、食不化，虚则热中、出糜、少气、溺色变。"寸口脉盛，病症为胀满、寒滞中焦、食物不消化，寸口脉虚，病症为热中、拉稀如烂粥、气短、小便色黄。

紧则痛痹；代则乍痛乍止。

寸口脉紧，表明有痛痹症；寸口脉代，则病痛忽痛忽止。

盛则泻之，虚则补之，紧则先刺而后灸之，代则取血络而后调之，陷下则徒灸之。

脉盛就用泻法治疗，脉虚就用补法治疗，脉紧先用针刺，然后用灸法治疗，脉代则取血络针刺祛除瘀血，然后调治，脉陷下不见就仅用灸法治疗。

陷下者，脉血结于中，中有着血，血寒，故宜灸之，不盛不虚，以经取之。

脉陷下不见，表明脉络中有瘀血凝结。脉络中有瘀血凝结，表明寒气深入于血，血因寒滞，所以适宜用灸法治疗。脉不盛不虚，按平常的方法治疗。

在《灵枢·经脉》篇中，也屡次提到人迎寸口脉。这可以说是《内经》中比较突出的脉法，但今人很少用了。

3. 三部九候脉法

指按切全身动脉，以体察经络气血运行情况，从而推断疾病的脉诊方法。又称遍诊，为古代脉诊方法之一。切脉部位有上（头部）、中（手部）、下（足部）三部，每部各分天、地、人三候，共九候。（1）上部。天候切两额动脉、人候按切耳前动脉、地候切两颊动脉。（2）中部。天候按切手太阴经以候肺、人候切手少阴经以候心、地候切手阳明经以候胸中之气。（3）下部。天候切足厥阴经以候肝，人候切足太阴经以候脾胃，地候切足少阴经以候肾。三部九候脉法临床上目前已很少应用。这种脉法最突出的文案，就在此篇，我们后面会详解。

4. 脏腑脉象

五脏为阴，六腑为阳，阴阳既不同，脉象就也不同。比如，肝脉弦，心脉洪，脾脉缓，肺脉涩，肾脉沉。这些在《诊要经终论》《脉要精微论》中都有体现。比如，"心脉搏坚而长，当病舌卷不能言……"即心脉，左寸，若搏击指下，坚硬而长，为心经邪盛。若脉象出现坚而长，就是心脏出问题了，会病舌卷而不能言语，因为"舌为心之苗"，舌头不利索就是心脏的问题。

肝脉搏坚而长，色不青，当病坠若搏，因血在胁下，令人喘逆。

肝脉如果搏坚而长，色不青，望诊未见面有青色，若是肝病内发，其面色当青，不管脸色哪里青都属于肝寒，今反不青，知其病非由内生，当为跌坠或击打所伤，因瘀血积于胁下，阻碍肺气升降，所以使人喘逆。

5. 四时脉

《素问·脉要精微论》说：**天地之变，阴阳之应。彼春之暖，为夏之暑，彼秋之忿，为冬之怒。四变之动，脉与之上下，以春应中规，夏应中矩，秋应中衡，冬应中权。……阴阳有时，与脉为期。……春日浮，如鱼之游在波；夏日在肤，泛泛乎万物有余；秋日下肤，蛰虫将去；冬日在骨，蛰虫周密，君子居室。**

这段话也就是说，寸脉本浮，而一交秋冬，则见沉意。尺脉本沉，而一交春夏，则见浮机。此气化一定，是不变的。仲景脉法："春弦秋浮，冬沉夏洪。弦者，浮升之象。洪者，浮之极也。浮者，金气方收，微有降意，而未能遽沉。"大约春脉沉而微浮，夏则全浮，秋脉浮而微沉，冬则全沉。仲景脉法，原与经义相同。

《平人气象论》说："脉反四时及不间脏，曰难已。"如果脉与四时相反，比如春涩、夏石、长夏弦、秋洪、冬缓，及不间脏而传变的，比如肝本传脾，而传之心，谓之不间脏，这样的病，就难治愈。

《平人气象论》中甚至还有一句："脉得四时之顺，曰病无他。"就是脉与四时相应为顺，如春病见弦脉，夏病见洪脉，秋见毛脉，长夏见缓脉，冬见石脉，即使患病，亦无什么危险。"曰病无他"四个字有禅意，就是虽然有病，但没事。病人会说明明我这儿难受，你却说没事！唉！有的病夺命，有的病不夺命，有的病状明显，但只是在祛邪外出时的强烈反应，虽然难受但确实没事。

6. 真脏脉

《平人气象论》说：**平人之常气禀于胃，胃者，平人之常气也。人无胃气曰逆，逆者死。人以水谷为本，故人绝水谷则死，脉无胃气亦死。所谓无胃气者，但得真脏脉，不得胃气也。**①

真脏脉的关键，看有无胃气。之所以以无胃气为真藏，是因为土（脾胃）位乎中，是人一身之元气。土生于火而火死于水，因此仲景说："以少阴负趺阳为顺。少阴水胜，则火灭而土败也。"后世庸愚，喜滋阴泻阳，补水灭火，以败胃气，以此伤害天下，百姓不明这个道理，以为吃补药是好事，所以患病难于医治。

《玉机真脏论》说："真肝脉至，中外急，如循刀刃，责责然，如按琴

---

① 此处为原文摘选，有省略。

瑟弦，色青白不泽，毛折乃死。真心脉至，坚而搏，如循薏苡子累累然，色赤黑不泽，毛折乃死。真肺脉至，大而虚，如以毛羽中人肤，色白赤不泽，毛折乃死。真肾脉至，搏而绝，如指弹石，辟辟然，色黑黄不泽，毛折乃死。真脾脉至，弱而乍数乍疏，色黄青不泽，毛折乃死。诸真脏脉见者，皆死不治也。"这些我们已经讲过了，大家去看即可。

以上，就是《内经》所说的六种脉法。关于《内经》的脉法理论，不必拘于一篇一节，我们可以先广泛地学习《内经》，然后学习张仲景的《伤寒杂病论》，然后学习《难经》和《濒湖脉学》，都精熟了，再有有经验的老师加以指导和大量的临床实践，便可以按照规律总结出自己独特的、有效的脉法。

其实，中医的药量也是从脉象上来的，不是老师秘而不传。"中医传方不传火"，就是不传药量，这不是保守，因为药量必须依照脉象，没办法传授，没看到人、没把脉，说出药量了，就可能会害人。比如，现在大家都熟悉的理中汤，可理中汤里光人参一味的剂量就妙不可言，比如那种元气极虚，无痰咳出，咳的声音好像是从小腹内拔出来的，或伴有发烧虚脱症状的，这时一定要重用人参（30克或以上）以增强脾肺之气，更有利于恢复体力和排痰，这时可以服用大剂附子理中汤。如果咳嗽加重并伴有湿啰音的，必须停服含有人参的药物，因为湿邪的患者、咳者必须去人参，否则会敛湿邪。再如疫情霍乱初期，可以用大剂附子理中汤。一旦出现吐泻汗出、发热恶寒、四肢厥冷而拘急时，切不可用人参，这时必须用大剂通脉四逆汤、白通汤，才能回阳救逆。所以，一定要记住，处方、剂量，都从脉象出，而非从症状出，追症状，是追不完的。

灸法也同样有量的问题，一般早中期癌症患者可以重灸，而晚期癌症患者只宜轻灸而不宜重灸，重灸的目的在于利用尚且堪用的元气来快速通其经脉、消除癌细胞，而后再缓缓地恢复体力，这与西医放化疗的原理是基本相同的。而轻灸的目的在于遏制消散、恢复生机，灸关元穴可以使外散的元气归于丹田，灸中脘穴可以使消化机能得以修复，使人体能够消化水谷，在癌瘤存在的情况下积累精气，待精气恢复到一定程度，并始终保持这种增长速度，再祛除病灶。

脉，说来说去，就是气。就是气的源源不断，就是气的不同形态。脉象，中医最后定在寸口脉，气，就是源源不断地从后面，从尺入关，从关入寸，一是不能断，二是不能堵，三是要分辨其变态，也就是短、涩、滑、数等。变态的根源在于正气与邪气相争，相争在哪部脉，哪部脉乱，或者是明显，此处就是病脉。

脉法，须面授机宜

黄帝问曰：余闻《九针》于夫子，众多博大，不可胜数。余愿闻要道，以属子孙，传之后世，著之骨髓，藏之肝肺，歃血而受，不敢妄泄。令合天道，必有终始，上应天光星辰历纪，下副四时五行。贵贱更立，冬阴夏阳，以人应之奈何？愿闻其方。

岐伯对曰：妙乎哉问也！此天地之至数。

帝曰：愿闻天地之至数，合于人形，血气通，决死生，为之奈何？

岐伯曰：天地之至数，始于一，终于九焉。一者天，二者地，三者人。因而三之，三三者九，以应九野。故人有三部，部有三候，以决死生，以处百病，以调虚实，而除邪疾。

我们进入《三部九候论篇第二十》原文。

黄帝问曰：余闻《九针》于夫子，众多博大，不可胜数。余愿闻要道，以属子孙，传之后世，著之骨髓，藏之肝肺，歃血而受，不敢妄泄。

黄帝问岐伯：我听先生讲了《九针》的道理后，觉得内容丰富广博，数不胜数。我还想听闻其中的要道，以叮嘱子孙，并传于后世，让他们铭心刻骨，收藏于肺腑，甚至愿意歃血受教，不敢妄泄。

这就是黄帝的发心和学习态度，下面就是他的问题。

令合天道，必有终始，上应天光星辰历纪，下副四时五行。贵贱更

立，冬阴夏阳，以人应之奈何？愿闻其方。

这些道理符合天体运行的规律，有始有终，上应于日月星辰、周历天度之标志，下符合四时五行、阴阳盛衰的变化，其中的高低贵贱，交替而立，冬阴夏阳，了了分明，我们人类要怎样适应这些自然规律呢？希望您详解其中的原理。

岐伯对曰：妙乎哉问也！此天地之至数。

岐伯回答：您问得太好啦！这些是天地间至关重要的道理啊。

帝曰：愿闻天地之至数，合于人形，血气通，决死生，为之奈何？

黄帝说：我就要知道这个天地至道，是如何与人的形体气血相通，以决断生死，到底要怎么做呢？

中国学问的根底在于人学，任何天地至道，不落在人学上，就虚无缥缈，如何用天地至道解决人的问题，才是中国古代圣人追求之所在。

岐伯曰：天地之至数，始于一，终于九焉。

岐伯说：天地的至数，开始于一，终止于九。

一，代表天地之混沌、万物之初萌。九，《说文解字》里说："阳之变也，象其屈曲究尽之形。"在术数里，一三五七九为阳数，九为至阳之数。九与"久""究"通，为"数之终也"，是"极阳之数"。《素问》《灵枢》《难经》《道德经》等皆取九九八十一篇，代表对天道阳数的至诚至敬。中药也讲究某些药物要九蒸、九晒、九制，都意在纯阳之品，尽取阳气，以期阴阳互济。

一者天，二者地，三者人。

一，奇数为阳，代表天；二，偶数为阴，代表地；人生天地之间，是阴阳和合，故以三代表人。

《说文解字》中解释二："地之数也。"即，二与一相对，表示对立、对待。为地，为阴，为分。《说文解字》解释三："数名，天地人之道也。

成数也。"为什么是成数呢？三，是阴阳和合，唯有阴阳和合，才能成人。《易经》中三而成卦，天道、地道、人道——三而成道。三之意当重在成与合。因此，要想理解中国文化，对三的解读至关重要。

因而三之，三三者九，以应九野。

岐伯接着说：天、地、人合而为三，三三为九，以应九野之数。

故人有三部，部有三候，以决死生，以处百病，以调虚实，而除邪疾。

这些天地之数，应在脉法上，就是人有寸、关、尺三部，每部各有浮、中、沉三候，由此三三得九，就是九候。知晓三部九候的目的有四：（1）决断死生；（2）处理百病；（3）调治虚实；（4）祛除病邪。

所以，懂得三部九候意义多么重大。

但这篇是以天、地、人论三部，每部中还有天、地、人三候，所以加起来是九候。具体我们看黄帝、岐伯怎样解释。

三部九候触诊法

帝曰：何谓三部？

岐伯曰：有下部，有中部，有上部。部各有三候，三候者，有天有地有人也。必指而导之，乃以为真。上部天，两额之动脉；上部地，两颊之动脉；上部人，耳前之动脉。中部天，手太阴也；中部地，手阳明也；中部人，手少阴也。下部天，足厥阴也；下部地，足少阴也；下部人，足太阴也。故下部之天以候肝，地以候肾，人以候脾胃之气。

帝曰：中部之候奈何？

岐伯曰：亦有天，亦有地，亦有人。天以候肺，地以候胸中之气，人以候心。

帝曰：上部以何候之？

岐伯曰：亦有天，亦有地，亦有人。天以候头角之气，地以候口齿之气，人以候耳目之气。

三部者，各有天，各有地，各有人；三而成天，三而成地，三而成人。三而三之，合则为九。九分为九野，九野为九脏；故神脏五，形脏四，合为九脏。五脏已败，其色必夭，夭必死矣。

帝曰：以候奈何？

岐伯曰：必先度其形之肥瘦，以调其气之虚实，实则泻之，虚则补之。必先去其血脉，而后调之，无问其病，以平为期。

帝曰：决死生奈何？

岐伯曰：形盛脉细，少气不足以息者危；形瘦脉大，胸中多气者死。形气相得者生，参伍不调者病，三部九候皆相失者死。

这一段就是解释三部九候，但他不是以寸、关、尺来论三部九候，而是按切全身动脉，以体察经络气血的运行情况，从而推断疾病的脉诊方法。这是古代独特的脉诊方法之一。

帝曰：何谓三部？

黄帝问：什么是三部呢？

岐伯曰：有下部，有中部，有上部。部各有三候，三候者，有天有地有人也。必指而导之，乃以为真。

岐伯回答：三部，各分下部、中部和上部。每部各有三候，所谓三候，就是以天、地、人来代表的（也就是下部有天、地、人三候，中部有天、地、人三候，上部有天、地、人三候，如此，便是九候）。"必指而导之，乃以为真。"这些，必须有老师的当面指导，方能懂得部候的准确之处。

大家都想学脉法，但这里岐伯说了，没有老师当面指导，就会云里雾里弄不清楚。所以，脉法须面授机宜。

上部天，两额之动脉；上部地，两颊之动脉；上部人，耳前之动脉。

具体言之，上部也分天、地、人。上部天，即两额太阳脉处动脉；上部地，即两颊大迎穴处动脉；上部人，即耳前耳门穴处动脉。

《四圣心源》也举出了具体经脉和穴位："上部天，两额之动脉，足少阳之颔厌也。上部地，两颊之动脉，足阳明之地仓、大迎也。上部人，耳前之动脉，手少阳之和髎也。"

这些地方，如果大家细细摸索，两额太阳脉处，有轻微的脉动；两颊大迎穴处，有脉动；耳前耳门穴处，亦有脉动。道家有分经候脉法，就是他们不是把手太阴肺经的寸口，而是按照十二经脉各寻找其动脉出来把脉，比如心经切脉少海穴，小肠经切脉小海穴，本脉以候气为主，用中指叩弹小海穴。诊法一般叩弹一次即出现麻跳，两次方出现者为气迟，三次方出现者为气迟甚，四五次方出现者为小肠气化功能极差。叩弹后跳痛但不麻者为小肠热证。叩弹后麻木不仁为患小肠痈疽。这些跟这里的三部九候触诊法倒有些相像。其实，只要说脉象，就含两部分，一是脉，二是象，要先理解象，才能理解脉。

讲完上部，就要讲中部。

中部天，手太阴也；中部地，手阳明也；中部人，手少阴也。

中部天，在两手太阴气口；中部地，在两手阴明经；中部人，在两手少阴经。

《四圣心源》也举出了具体经脉和穴位："中部天，手太阴之太渊、经渠也。中部地，手阳明之合谷也。中部人，手少阴之神门也。"

下部天，足厥阴也；下部地，足少阴也；下部人，足太阴也。

下部天，在足厥阴经；下部地，在足少阴经；下部人，在足太阴经。

《四圣心源》也举出了具体经脉和穴位："下部天，足厥阴之五里也。下部地，足少阴之太溪也。下部人，足太阴之箕门也。"

故下部之天以候肝，地以候肾，人以候脾胃之气。

因此，下部之天可以候肝脏之病变，下部之地可以候肾脏之病变，下部之人可以候脾胃之病变。

黄元御的《四圣心源》补充说："下部之天以候肝，地以候肾，人以候脾胃之气。中部之天以候肺，地以候胸中之气，人以候心。上部之天以候头角之气，地以候口齿之气，人以候耳目之气也。下部之天，女子则取太冲。下部之人，胃气则候于阳明之冲阳，仲景谓之趺阳。此三部九候之法也。"

由此，遍身诊动脉法，全矣。这种三部九候法，得触摸病人之全身，而且首先从穴道上处理问题，不可说不妙。也充分体现了中医的人文关怀，如今，哪个医生还能做到如此细致入微的体察和触摸啊。这种触摸三部九候法，也能唤醒人的感知力。我觉得，如果学会了这种触诊法，在临床上，对于把寸口脉也是有帮助的，至少病人会在触诊中心绪沉静下来，寸口脉也会更真实些。只可惜，这种触诊法现在很少有医生使用了。

《难经·十八难》也讲上部、中部、下部，但大道至简，其曰："上部法天，主胸上至头之有疾也；中部法人，主膈以下至脐之有疾也；下部法地，主脐以下至足之有疾也。"

但扁鹊之上部、中部、下部，指寸、关、尺脉象，而不是真的去触诊你的头或胸等，这个和此篇是不同的。

"上部法天，主胸上至头之有疾也。"寸脉包括胸膈以上，及头部。比如寸脉紧，胸膈以上到头部有病。

"中部法人，主膈以下至脐之有疾也。"中部，指关脉，主膈肌到肚脐这一块有病。

"下部法地，主脐以下至足之有疾也。"下部指尺脉。主肚脐以下到脚部这一块有病。

接着讲《三部九候论》原文。

帝曰：中部之候奈何？

黄帝问：中部之候怎样呢？

岐伯曰：亦有天，亦有地，亦有人。天以候肺，地以候胸中之气，人以候心。

岐伯回答：中部亦有天、地、人三候。中部之天可以候肺脏之病变，中部之地可以候胸中之病变，中部之人可以候心脏之病变。

帝曰：上部以何候之？

黄帝问：上部之候又怎样？

岐伯曰：亦有天，亦有地，亦有人。天以候头角之气，地以候口齿之气，人以候耳目之气。

岐伯回答：上部也有天、地、人三候。上部之天可以候头部之病变，上部之地可以候口齿之病变，上部之人可以候耳目之病变。

三部者，各有天，各有地，各有人；三而成天，三而成地，三而成人。三而三之，合则为九。

三部之中，各有天、各有地、各有人。三候为天，三候为地，三候为人，三三相乘，合为九候。即，扁鹊之九候是以寸口脉分浮、中、沉。而此篇的九候，是以身形上、中、下三部各分天、地、人为九候。

九分为九野，九野为九脏；故神脏五，形脏四，合为九脏。

脉之九候，以应地之九野，以应人之九脏。所以，人有肝、肺、心、脾、肾五神脏和膀胱、胃、大肠、小肠四形脏，合为九脏。《素问·六节藏象论》："形藏四，神藏五。"形藏，藏有形之物，神藏，藏无形之物，比如五脏藏神明：神魂意魄志，所以神藏五当指五脏。藏有形之物的脏器是哪四脏呢？胃藏食物，大肠藏粪便，小肠藏液，膀胱贮蓄尿液。

五脏已败，其色必夭，夭必死矣。

若五脏已败，就是神明已败，一定会见到神色枯槁，神色枯槁者是病情危重，濒临死亡的征象。

帝曰：以候奈何？

黄帝问：诊察的方法怎样？

岐伯曰：必先度其形之肥瘦，以调其气之虚实，实则泻之，虚则补之。必先去其血脉，而后调之，无问其病，以平为期。

岐伯回答：一定要先诊察病人的身形肥瘦，了解他的正气虚实，实证用泻法，虚证用补法。但必先祛除其血脉中的凝滞，而后再调补气血的不足，不论治疗什么病，都以达到气血平衡为准则。

"必先去其血脉，而后调之"这句很重要，一切治疗都得先通经脉，经脉通畅后，人体便进入了自我调节的阶段，虽然会快速发病，但也会快速疗愈。

帝曰：决死生奈何？

黄帝问：怎样决断死生呢？

岐伯曰：形盛脉细，少气不足以息者危；形瘦脉大，胸中多气者死。

岐伯回答：形体盛、脉反细、气短，呼吸困难的病人，危险；如形体瘦弱，脉反大，胸中喘满而多气的人，也是死症。

总之，身形与气血、脉象相反的，就危险。

形气相得者生，参伍不调者病，三部九候皆失者死。

这里，岐伯有个总结性的发言：形体与脉气一致的，主生；若脉来三五不调者，主病；三部九候之脉动都乱者，主死。

《难经》传一个大法

关于形与气、形与脉（气就是脉）的问题，《难经·二十一难》有一段论述：

经言：人形病，脉不病，曰生；脉病，形不病，曰死。何谓也？

意思是，经书上说：有的人，身形病态，但脉象无病态的，叫作生；有的人，脉象有病，但外形没有病态，叫作死。这是什么意思呢？

扁鹊回答："人形病，脉不病，非有不病者也，谓息数不应脉数也。此大法。"

这是说，人外形或者脏腑有病，脉没有病态是不可能的，"谓息数不应脉数也"，只是表现"息数不应脉数"。什么叫"息数"？《难经·一难》说："人一呼脉行三寸，人一吸脉行三寸，呼吸定息。"所以，一呼一吸之间的脉动就是息数。什么叫"脉数"？脉数就是脉动。息数与脉动不一致、不相应，就是有病。呼吸快一点慢一点，以及脉数快一点慢一点，都是病。

人形病，脉不病，曰生。

这句话怎么理解呢？人的形体虽有病象，而脉若还是通畅的，病情就不会加重，会向好的方向发展，这就叫生。

脉病，形不病，曰死。

这句是说，如果经脉堵了，脉象就会发生变化，虽然这时人的外形还未显出病态，但这个病也会渐渐往里传，病情会加重，即走的是"死路"。

此大法。

这句就是告诉我们什么是大法，大法就是治病在于调气机、通经脉。调气机、通经脉，就是生路，否则，就是死路。《内经》讲这个大法，《难经》也讲这个大法，《伤寒论》的传变规律和治病原则，讲的也是这个，所以这是治疗一切病的宗旨。

比如《伤寒论》用疏通生发的药，是发挥其阳经的功能；用收敛的药，是发挥其阴经的功能，就是在经脉、气机上做文章。桂枝汤、理中汤、小建中汤、小柴胡汤、通脉四逆汤等，都是在气机和经脉上做文章。《本草纲目》等书也说某某药入肾经、肝经、心经，都是入经脉，而没说入肾脏、肝脏、心脏，这就是要点。

人参之所以好用，讲入经脉，就在于它"无经不到，非仅入脾、肺、心而不入肝、肾也"；讲气机，人参气味阳多于阴，所以少用则泛上，多用则沉下，故遇肝肾之病，必须多用之于补血补精之中。比如有如气喘之症，肾虚气不归元而喘，乃是虚喘，这时一定要重用人参，才能回元阳以救逆，如果人参不入肾经，怎么能神效如此。

再如黄芪，入手太阴肺经、足太阴脾经、手少阴心经，其功用甚多，而其独效者，尤在补血。大家都知黄芪是补气之圣药，如何补血独效呢？因为气无形，血有形。有形不能速生，必得无形之气以生之。

再如薄荷，入肺与包络二经，又能入肝经、胆经，所以善解半表半里之邪，较柴胡更为轻清。还可以解风邪郁结，善引药入营卫，又能退热。它不只是善解风邪，尤善解忧郁，用香附以解郁，不若用薄荷解郁更神。

总之，中药只是入经脉，发挥那条经的作用。各条经有各条经的作用，有主血的，有主气的，主血的就是主收敛，主气的就是主疏通，这就叫气机。都说地黄补肾，其实是地黄入肾经，有收敛肾气，使肾气不至于过分发散的作用。如果有肾寒，再用入阴经的药就会助长寒邪，所以地黄也要慎用。如果有肺热，这时用黄芪就是在助长肺热，也要慎用。如果这时肺有热、散之象，就要用人参之类的药来往回敛。治病，首要在通经脉。哪怕在乌梅丸里，也要有炮附子、蜀椒、桂枝之类的热药来慢慢地疏通，决不可一味地镇纳。这个就是"大法"。

从九候而知病位

上下左右之脉相应如参舂者，病甚；上下左右相失不可数者死。中部之候虽独调，与众脏相失者死；中部之候减者死；目内陷者死。

帝曰：何以知病之所在？

岐伯曰：察九候，独小者病，独大者病，独疾者病，独迟者病，独热者病，独寒者病，独陷下者病。以左手足上去踝五寸而按之，右手当踝而弹之，其应过五寸以上，蠕蠕然者不病。其应疾，中手浑浑然者病；中手徐徐然者病；其应上不能至五寸，弹之不应者死。是以脱肉身不去者死。中部乍疏乍数者死。其脉代而钩者，病在络脉。九候之相应也，上下若一，不得相失。一候后则病，二候后则病甚，三候后则病危。所谓后者，应不俱也，察其腑脏，以知死生之期。必先知经脉，然后知病脉，真脏脉见者，邪胜，死也。

足太阳气绝者，其足不可屈伸，死必戴眼。

上下左右之脉相应如参舂者，病甚；上下左右相失不可数者死。

上下左右之脉动，如春杵捣谷一样杂乱而且有力紧密的，病必严重；若上下左右之脉动相差甚远，而又息数错乱不可计数的，是将死之征候。

中部之候虽独调，与众脏相失者死；中部之候减者死；目内陷者死。

中部之脉虽然看上去还算调匀，而与其他众脏不相协调的，也是死候；中部之脉动已衰弱，同时出现两眼内陷的病人，属于正气将衰竭，也是死候。

中部脉，在人体，就应脾胃，胃脉一衰，就是真脏，百脉皆败。

以上四种，医生一定要知之，不知病情加重的脉象，不知病人将死之脉象，都对自己治疗不利。看到这样的脉，要签"生死合同"，非要跟老天争人不可，不仅自己心会痛，可能还会受伤。比如有些病人没治好，医生自己还大病了一场。

比如我有一个学生，一直在治疗一个癌症晚期的病人，有一天，她突然高烧、神志恍惚，醒来后接到短信，说那个病人去世了。这个学生哭着跟我说，以后再不敢接这种病人了，自己骨子里还是弱的，病魔就是病魔啊，抗争不过的时候，还会被它带走……虽然这不见得是绝对关联，但身子弱、太过敏感的人，还是要小心。

到底有没有病气呢？肯定是有的，为什么说"久病床前无孝子"？不单纯是孝不孝的问题，那种病气对人精神的折磨，确实不可小觑。一个好的、清新的环境，对所有人都是补益；一个污浊的、有毒的环境，绝对耗损人的正气。由此，也可以理解为什么说医生是一个高尚的职业呢，不说以命换命吧，至少风险是有的。

帝曰：何以知病之所在？

黄帝问：怎样知道病的部位呢？

岐伯曰：察九候，独小者病，独大者病，独疾者病，独迟者病，独热者病，独寒者病，独陷下者病。

岐伯回答：从诊察九候脉的异常变化，就能知病变部位。九候之中，有脉动独小，或独大，或独疾，或独迟，或独热，或独寒，或独陷下的，均是有病的现象。

下面就是具体举例。

以左手足上去踝五寸而按之，右手当踝而弹之，其应过五寸以上，蠕蠕然者不病。

用左手加于病人的左足上，距离内踝五寸处按着，以右手指在病人足内踝上弹之，医者之左手即有振动的感觉，如其振动的范围超过五寸，蠕蠕而动的，为正常现象。

足内踝尖上五寸，是足厥阴肝经的穴位蠡沟穴，也是络穴。这个判断法呢，今人基本没用了。

其应疾，中手浑浑然者病；中手徐徐然者病；其应上不能至五寸，弹之不应者死。

如其振动有些急迫而且大，应手快速而浑乱不清的，为病态；若振动微弱，应手迟缓，也是病态；如若振动不能上及五寸，用较大的力量弹之，仍没有反应的，就是死候。

是以脱肉身不去者死。中部乍疏乍数者死。其脉代而钩者，病在络脉。

因此，身体极度消瘦，体弱不能行动，是死亡之征候。中部之脉动或快或慢、关键是没有规律的，也是死征。如果脉动呈代而钩象，为病在络脉。

九候之相应也，上下若一，不得相失。

九候之脉，应相互适应，上下如一，如果上下不一，就出问题了。

下面就是讲上下不一致，导致的病态。

一候后则病，二候后则病甚，三候后则病危。所谓后者，应不俱也，察其腑脏，以知死生之期。

如果九候之中有一候不一致，就是生病了；二候不一致，则病重；三候不一致，则病危。"所谓后者，应不俱也"中的"应不俱也"，应该是"俱不应也"，所谓不一致，就是九候之间，脉动都不相应了。这时，诊察病邪所在之脏腑，就可以推测病人的死亡时间。

必先知经脉，然后知病脉，真脏脉见者，邪胜，死也。

临症诊察，一定先要知道正常之脉，然后才能知道有病之脉；若见到真脏脉象出现，走到相克的时间，人就会死亡。

最后，举了个例子：

足太阳气绝者，其足不可屈伸，死必戴眼。

比如，足太阳经脉气绝，则两足不能屈伸，死亡之时，必目睛上视，俗称"翻白眼"。

在《诊要经终论》中我们讲过——"岐伯曰：太阳之脉，其终也，戴眼，反折，瘛疭，其色白，绝汗乃出，出则死矣。"因为足太阳膀胱经主筋所生病，所以经气绝时，筋绝，两目上翻。膀胱经受损，就会引发脑病以及反弓、抽搐、大脑失智、出绝汗等症。如果出绝汗就病危了。

如何判断死亡时间

帝曰：冬阴夏阳奈何？

岐伯曰：九候之脉，皆沉细悬绝者为阴，主冬，故以夜半死；盛躁喘数者为阳，主夏，故以日中死。是故寒热病者，以平旦死。热中及热病者，以日中死。病风者，以日夕死。病水者，以夜半死。其脉乍疏乍数乍迟乍疾者，日乘四季死。形肉已脱，九候虽调，犹死。七诊虽见，九候皆从者不死。

帝曰：冬阴夏阳奈何？

黄帝问：冬为阴，夏为阳，脉象与之相应如何？

岐伯曰：九候之脉，皆沉细悬绝者为阴，主冬，故以夜半死；盛躁喘数者为阳，主夏，故以日中死。

岐伯回答：九候的脉象，如果是沉细悬绝的，为阴，主冬令，会死于阴气极盛之夜半之时；如脉盛大躁动，并且喘而疾数的，为阳，主夏令，会死于阳气旺盛之日中之时。

关于判断生死日期的文字，我们在《平人气象论》中见过——"肝见庚辛死，心见壬癸死，脾见甲乙死，肺见丙丁死，肾见戊己死，是谓真脏见皆死"。

这是说，只要真脏脉见，又逢生克日，均主危险或死亡。那么，这一篇的生死时刻又是依据什么原理下的结论呢？比如脉象沉细悬绝的，为阴，主冬令，会死于阴气极盛之夜半之时。这是因为沉细悬绝就是阴脉，夜半又是阴气极盛之时，同时又是阴阳转换之时，此时，阳气若不能启动，人就无力回天。"盛躁喘数者为阳，主夏，故以日中死。"是说脉盛大躁动，就是虚阳外越，同时喘而疾数的，就是元气大伤，在阳气旺盛之日中之时，阳气可能就冒了，也无法救。

是故寒热病者，以平旦死。

寒热交作的病，死于阴阳交会的平旦之时。

寒热交作的病，本身就属于阴阳对抗之病，而且主要与肝胆相关，这时的平旦，指寅时肺经当令，所以此时容易出现危险。

关于时辰，我们一定要记住下面这个表格，因为知道了哪个时辰发病，就能知道具体是哪个脏器出了问题。比如日晡时发热，也就是傍晚发低热，肯定是膀胱与肾的问题，跟肾精大亏有关。

夜半	鸡鸣	平旦	日出	食时	隅中
子（胆）	丑（肝）	寅（肺）	卯（大肠）	辰（胃）	巳（脾）
日中	日昳	晡时	日入	黄昏	人定
午（心）	未（小肠）	申（膀胱）	酉（肾）	戌（心包）	亥（三焦）

热中及热病者，以日中死。

热中及热病，死于日中阳极之时。

日中，指午时，心经当令。

病风者，以日夕死。

病风的，死于傍晚阳衰之时。

日夕指酉时，肾经当令。

病水者，以夜半死。

病水的，死于夜半阴极之时。

夜半指子时，胆经当令。

关于疾病发作的规律，在《素问·生气通天论》里讲过："夫百病者，多以旦慧、昼安、夕加、夜甚，何也？岐伯曰：四时之气使然。"就是说各种各样的病，有旦慧、昼安、夕加、夜甚的规律。

旦慧，就是疾病一般早晨好转，比如，有些人患咳嗽，早晨会好一些。昼安，就是白天没事。夕加，就是傍晚又加重了。夜甚，就是夜里会使劲咳。这到底是什么原因呢？"岐伯曰：四时之气使然。"岐伯回答：这是四时之气的不同变化造成的。

因为平旦至日中，阳中之阳也，阳气足，病情就减轻，人就神清气爽，就是旦慧；日中至黄昏，阳中之阴也，这时所说阴气，但也是阳中之阴，所以人的病还算安宁，这叫昼安；合夜至鸡鸣，阴中之阴也，阴邪也最盛，所以人的病情会加重，叫夕加；鸡鸣至平旦，阴中之阳也，这时还是以阴为主，且又是阴阳转换时节，所以病会出现变化，叫夜甚。这些，基本就是阴邪病在一天之内的表现。总之，天地阳气足时，人会借势好一些；天地阳气弱时，人体疾病会加重，可见，阳气对疾病有重大影响。

同理，"以一日分为四时，朝则为春，日中为夏，日入为秋，夜半为冬。朝则人气始生，病气衰，故旦慧；日中人气长，长则胜邪，故安；夕则人气始衰，邪气始生，故加；夜半人气入脏，邪气独居于身，故甚也"（《灵枢·顺气一日分为四时》）。

之前讲的都是一般规律，但这一段讲了一般规律下的特殊案例。比如以一日分为四时，早晨就是春，就是生发，但寒热病发在此时就危险。日中就是夏，就是生长，但热病发在此时就危险。日入就是秋，就是收敛，风病发在此时就危险。夜半就是冬，就是收藏，水病发在此时就危险。其实我们的身体全部受一天阴阳之气的左右，所以阴阳是生命之本。

上面讲了肺、心、肝、肾，各有死时，下面讲脾的死时。

其脉乍疏乍数乍迟乍疾者，日乘四季死。

如果脉象忽疏忽数，忽迟忽急，乃脾气内绝，死于辰、戌、丑、未四个土时当令之时，也就是十二时辰当中食时、黄昏、鸡鸣、日昳四个时辰。

形肉已脱，九候虽调，犹死。

如果形坏肉脱，哪怕九候协调，也是死亡的征象。

这个在临死之人身上容易看到，有的人在形象上已如枯木，就是形坏肉脱，目陷神失，脉象已无力显现任何坏象了，但也绝非好脉。这种人，就是行尸走肉，神明已去，独留空壳、一息尚存而已。

下面还是讲如何判断死与不死。

七诊虽见，九候皆从者不死。

假使七诊之脉出现，而九候都顺于四时的，就不一定是死候。

这里的七诊具体指什么，不甚明了。是指上面"九候之脉，皆沉细悬绝者为阴，主冬，故以夜半死；盛躁喘数者为阳，主夏，故以日中死。是故寒热病者，以平旦死。热中及热病者，以日中死。病风者，以日夕死。病水者，以夜半死。其脉乍疏乍数乍迟乍疾者，日乘四季死"这七种，还是指"七怪脉"？我真的没弄清楚，此处存疑吧。

七怪脉，又叫七绝脉、脏脉，是说当脉象出现釜沸脉、鱼翔脉、弹石脉、解索脉、屋漏脉、虾游脉、雀啄脉七种，但又不限于此七种，总之，都是危险的脉象。七怪脉，在《内经》原文中并无具体字样，但它详细解释了真脏脉，其中很多描述接近后人关于七怪脉的说法。

比如它说："真心脉至，坚而搏，如循薏苡子累累然。"就很像七怪脉中之"转豆脉"——心绝之脉，转豆躁急。是说心脉悬绝的时候，就好像一个豆子在那儿转一样，是一种脉来去捉摸不定如豆之旋转的脉象。具体可能是出于血脉瘀阻，导致心气疾速以救急。

再如《内经》说肾真脏脉"真肾脉至，搏而绝，如指弹石辟辟然"，就是七怪脉中之"弹石脉"，是一种沉紧的闷闷的感觉，跟肾脉悬绝有关。常见于各种心血管病症，如桡动脉粥样硬化合并冠状动脉粥样硬化及心肌梗塞病症等。

再如，《玉机真脏论》说："真肝脉至，中外急，如循刀刃责责然，如按琴瑟弦。"就像十怪脉中之"偃刀脉"，"偃刀"，即仰起的刀，口锐而背厚。形容脉象弦细而紧急，有如用手摸在刀刃上的感觉。即真脏脉之真肝脉，主病为心血不足，肝阴枯竭。

231

不是病的"病"

所言不死者，风气之病及经月之病，似七诊之病而非也，故言不死。若有七诊之病，其脉候亦败者死矣，必发哕噫。

必审问其所始病，与今之所方病，而后各切循其脉，视其经络浮沉，以上下逆从循之。其脉疾者不病；其脉迟者病；脉不往来者死。皮肤著者死。

帝曰：其可治者奈何？

岐伯曰：经病者治其经；孙络病者治其孙络血；血病身有痛者治其经络。其病者在奇邪，奇邪之脉，则缪刺之。留瘦不移，节而刺之。上实下虚，切而从之，索其结络脉，刺出其血，以见通之。瞳子高者太阳不足。戴眼者太阳已绝。此决死生之要，不可不察也。手指及手外踝上五指留针。

上文说到，假使七诊之脉出现，而九候都顺于四时的，就不一定是死候。

所言不死者，风气之病及经月之病，似七诊之病而非也，故言不死。

所说不死的病，是指风气之病，或月经之病，虽见到类似七诊之病脉，但实际上不是，所以说不是死候。

1. 风气之病

先说风邪为病，其病证范围较广，变化最快。其具体特点为：遍及全身，无处不至，上至头部，下至足膝，外而皮肤，内而脏腑，全身任何部位均可受到风邪的侵袭。而且风性流动不居，善行数变，所谓"善行"，是指风邪具有易行而无定处的性质，故其致病有病位游移，行无定处的特性。如风疹、荨麻疹之发无定处，此起彼伏；行痹（风痹）之四肢关节游走性疼痛等，均属风气盛的表现。"数变"，是指风邪致病具有变化无常和发病急骤的特性。如风疹、荨麻疹之时隐时现，癫痫、中风之猝然昏倒，不省人事等。总之，发病急、变化多、传变快是风邪的特征。这时可能出现七诊之病脉，就是脉象混乱、错杂，脉象虽乱，但未必是死候，这是大家一定要分辨清楚的。

2. 经期综合征

再说"经月之病"。能够月月像得了一场病似的病，就是女子的月经之病了，这个不是病的病也是有特异性的。月经本身是人体的正常反应，但它毕竟伤人气血，所以表现又有点病态，比如癫痫病人就因为精血亏虚特别容易经期发病。妇女月经将至或正值月经期可能出现不正常的脉象，一般是由不同月经病引起各种表现。这时虽见到类似七诊之病脉，但实际上不是，所以说不是死候。

比如"经期综合征"是指在经期或行经期前后发生的下腹部疼痛，常伴随有恶心、呕吐、腹泻等，严重的可出现面色苍白、手脚冰冷、冷汗淋漓等症状，并伴随月经周期反复发作。

还有"经前紧张综合征"，这种人在情绪上出现烦躁、愁闷、抑郁、多疑、哭泣、发无名火、无理取闹、与人争吵；在工作和生活上，不能很好地工作、学习和料理家务，夜间辗转反侧，难以入眠；在身体上，出现疲乏、头痛、乳房及胸胁胀痛、不思饮食、低热等表现。这种病多发生于青壮年妇女，一般没有器质性病变，月经过后，症状缓解或消失。所以，男性一定要理解或了解女性每个月都有一段时间的病态反应，要多体谅，尽量不在这个时期与女性发生冲突。

甚至有些人会在这一时期发生一些怪病，比如，每逢月经来潮前2～3天皮肤瘙痒、外阴瘙痒、出现疱疹、起红斑或发生紫癜等。皮疹多发生于颜面、前胸、后背及四肢等部位。月经需要血足，也需要"太冲脉"盛，也就是阳气足，才能推动经血"按时而下"，发生以上症状，都是阳气和阴血俱不足的表现，随着月经结束，皮疹和瘙痒症状便不治自愈。

还有的人会出现各种水肿，比如眼睑水肿，有的有腹部胀满感，可伴有恶心、呕吐等肠胃功能障碍，偶有肠痉挛。还可能出现腹泻、尿频。由于盆腔组织水肿、充血，可能出现盆腔腹胀、腰骶部疼痛等症状。这根据《内经》判断，基本上就是阳虚，可以用四逆汤加减，或理中汤加减。

特别是有其他基础病的人，服中药期间，如果正好赶上经期，很多病症会发得一塌糊涂，而把经期综合征和发病反应混为一谈，这时只要其坚持服药就是了，而且我原先讲过，经期也是很多病走的当口，借着经期而排病是个好方法，所以至少我开的药，经期不能停药。

再如"经期头痛"。现代医学认为这是女性在月经期间，体内雌激素与孕酮分泌的失调所致。有人在发作前几分钟或几小时内会出现头晕、恶心等前期症状。发作时多伴有眼花（视野内出现闪光暗点）等视力障碍及恶心、呕吐等表现。可根据头痛部位、症状的严重程度及伴随症状，进行鉴别。中医一般认为是血虚、痰湿或情志被伤所致，一般可以用四逆汤、加味逍遥丸或当归四逆汤等方剂来解决。

再如"经期口唇疱疹"或"经期口腔溃疡"，西医认为这是月经期机体的抵抗力降低、体内潜伏的疱疹病毒活跃造成的。常在经前1~2天至行经2~3天内发生，以口唇多见，亦见于眼睑、鼻孔周缘、阴唇边缘。这个，在中医看来，属于阴阳俱虚的表现，对症下药即可。

最严重的莫过于"痛经"。西医对此只是要求病人服用布洛芬等镇痛药，但解决不了下焦寒湿之症，以及女性情志不遂的问题，也就是无法彻底解决痛经的问题。大凡女子所患妇科疾病，一定是由于"真阳虚而不能化阴邪"所致，治疗要点在于一个"阳"字。而且，胎前不言证，归于"六经"；产后不言法，尽在"阴阳"。也就是说，一些妇科病是由于外感邪气，闭束气机的暂时表现，依照"六经辨证提纲"治疗即可；至于辨别"阴阳"的方法，不在是否"有火有热"，而是要看患者"有神"与"无神"。比如，痛经特别严重的人，还是元气相对足的；而隐痛虚痛的人，则是元气空虚。所以诊治时要辨别阴阳，前者通脉四逆汤加减，后者理中汤加减，能治愈大半，其中不能治愈者，一定要及时调整治疗方法。

此外，少女经前期综合征更应引起注意。少女经前期综合征的形成多与不良的社会环境、心理状态有显著的关系，如家庭暴力、父母离异、性骚扰、学习困难、惊吓等。本来少女初潮时就不会太正常，这时的生理、心理变化本来就大，再有外界刺激，就可能酿成大病，所以家长要格外小心，父母及家庭成员对经前期综合征女孩的心理支持，包括体贴、安慰、引导等，能显著地减轻其病症反应。

总之，经前期综合征应该是心身相互作用的病，气血不足会焦虑紧张，焦虑紧张又会造成经脉不通、气血不畅。再加上女孩子节食减肥的问题，甚至有可能出现闭经。所以，有毛病要抓紧治疗，越耽搁可能问题越大，一旦血枯，就会耗时太长不好处理了。

3. 噎膈等症

下面接着讲本篇原文。

若有七诊之病，其脉候亦败者死矣，必发哕噫。

如果七诊出现、其脉候有败坏现象的，就是死候，将死之时，必发呃逆等症候。

噎膈等症，主要是因为阳衰土湿，中气不治，所以升降反作，出纳不灵，如此上下之窍俱闭，人就没救了。按理说，脾阳左升，则下窍能开，胃阴右降，则上窍不闭。下窍开，则大便畅快，上窍开，则人喜食，由此，人就无病。

必审问其所始病，与今之所方病，而后各切循其脉，视其经络浮沉，以上下逆从循之。

所以治病之时，必须详细询问他的起病情形和现在的症状，然后按各部分切其脉搏，以观察其经络的浮沉，以及上下气机的逆顺。

"问其所始病，与今之所方病"这句，非常重要。很多医生呢，会问病人现在的症状，但病都是积累来的，所以我通常会好奇病人第一次发病的缘由，这一点太重要了，比如耳聋耳鸣最初有无生气、着凉，癫痫有无外科创伤等，不把这些问题搞清楚了，就找不到病因。

4. 慎用放血疗法

其脉疾者不病；其脉迟者病；脉不往来者死。

脉来急速的，不是不病，是有救。比如人高热时，会脉来急速，但这是人里面还有劲儿，想祛邪外出的象，所以可救。脉来迟缓的，是里面劲儿已不足，病就不好治；脉不往来的，是阴阳气机已无，所以是死候。

皮肤著者死。

久病肉脱，皮肤干枯贴着筋骨的，因为精血已然耗尽，所以是死候。

帝曰：其可治者奈何？

黄帝问：那些可治的病，应怎样治疗呢？

岐伯曰：经病者治其经；孙络病者治其孙络血；血病身有痛者治其经络。

岐伯回答：病在经的，刺其经；病在孙络的，刺其孙络使它出血；血病而有身痛症状的，则治其经与络。

关于放血疗法，其实古代的砭石法，除了祛脓外，也有放瘀血的意味。放血疗法又称"针刺放血疗法"，是用三棱针、粗毫针或小针刀刺破或划破人体特定的穴位浅表脉络，放出少量血液，以外泄内蕴之热毒，达到治疗疾病的一种方法。它具有消肿止痛、祛风止痒、开窍泄热、镇吐止泻、通经活络的功效。现在很多人在使用放血疗法时会结合拔罐，比如用梅花针在皮肤上点刺出血后拔罐，拔出很多黏痰样的东西。但放血疗法并不是简单的放血，且并非适合每个人。

其实，放血疗法和催吐是一个意思，都是把瘀滞的结节打开，但有两个要点：一是结节要在孙络处，即上文所言"孙络病者治其孙络血"；二是实证才能放血，虚证放血会更虚，否则就犯了"实实虚虚"的禁忌了，实则泻之，哪儿有实邪，就在哪儿放，一定要分清虚实。还有的人给头有病的人脚上放血，号称"上病下治"，中医有经络理论，上病下治没有错，但如果是虚火扰头，你在下面放血那就要命啊！虚火扰头，本来就是肾精大伤，底下越放血，人就更虚，所以这种人只是拿中医概念当借口，并没有真正理解中医的内涵。中医从来不讲究什么绝活，讲究的是辨证施治，讲究《内经》的理，《伤寒论》的方。

其实，放血疗法自古有之，古埃及和公元前5世纪的希波克拉底时代，放血疗法就已经日臻完善，但他们的理论基础与中医的经络理论不同，他们的理论基础主要得益于体液学说的成熟。体液学说认为人体由四种基本体液组成，其中，痰液对应四根中的水，血液对应四根中的空气，黄色胆汁对应四根中的火，黑色胆汁对应四根中的地。体液间的平衡可以带来健康，某一体液在体内过度蓄积则引发疾病，因此，可以通过放血排除蓄积过多的体液，便可以使体液间重新恢复平衡。受此学说影响，古罗马医师盖伦盛赞放血疗法可以排除那些过多而需要被平衡的体液以稳定情绪、减缓心率、控制炎症。由于盖伦的热情与其权威性，放血疗法不仅在罗马帝国晚期成为被广泛接受的"常规"治疗，更统治了整个西方古典医学界直到文艺复兴时期。但在实践中，当放血疗法从早期的肘部、膝盖、四肢等浅表部位通过割划、刺破皮肤的方法，发展成割破静脉放血时，问题就大了起来，比如大量放血会造成失血，以及放血划割过程中损伤肌腱、韧带和神经等，使得人们开始质疑这种方法。随着现代病原学、病因学的建立，放血疗法的神话终于被打破了。

接着讲原文。

其病者在奇邪，奇邪之脉，则缪刺之。

若病邪留在大络，则用右病刺左、左病刺右的"缪刺法"治之。

留瘦不移，节而刺之。

若邪气久留不移，当于四肢八溪之间、骨节交会之处刺之。

上实下虚，切而从之，索其结络脉，刺出其血，以见通之。

上实下虚，当切按气脉，探索气脉络郁结之所在，刺出其血，以通其气。

可见，不是不能放血，而是要探索气脉络郁结之所在放血。

瞳子高者太阳不足。戴眼者太阳已绝。此决死生之要，不可不察也。

如目上视的，是太阳经气不足。目上视而又定直不动的，是太阳经气已绝。这是判断死生的要诀，不可不认真研究。

手指及手外踝上五指留针。

手指，及手指关节上五指处，都可以留针。（此句疑似衍文）

至此，脉法四篇就此完结。感恩经典之慈悲！感恩大家一路相随！

图书在版编目（CIP）数据

《黄帝内经》日常养生智慧. 脉法篇 / 曲黎敏著.
天津：天津科学技术出版社，2025.3. -- ISBN 978-7
-5742-2723-1

Ⅰ．R221

中国国家版本馆CIP数据核字第2025Y6P375号

《黄帝内经》日常养生智慧. 脉法篇
HUANGDINEIJING RICHANG YANGSHENG ZHIHUI MAIFAPIAN
责任编辑：季　乐
文字编辑：罗媛丹
责任印制：赵宇伦

出　　版：	天津出版传媒集团
	天津科学技术出版社
地　　址：	天津市西康路35号
邮　　编：	300051
电　　话：	（022）23332397
网　　址：	www.tjkjcbs.com.cn
发　　行：	新华书店经销
印　　刷：	三河市嘉科万达彩色印刷有限公司

开本 700×980　1/16　印张 15.5　字数 198 000
2025年3月第1版第1次印刷
定价：68.00元

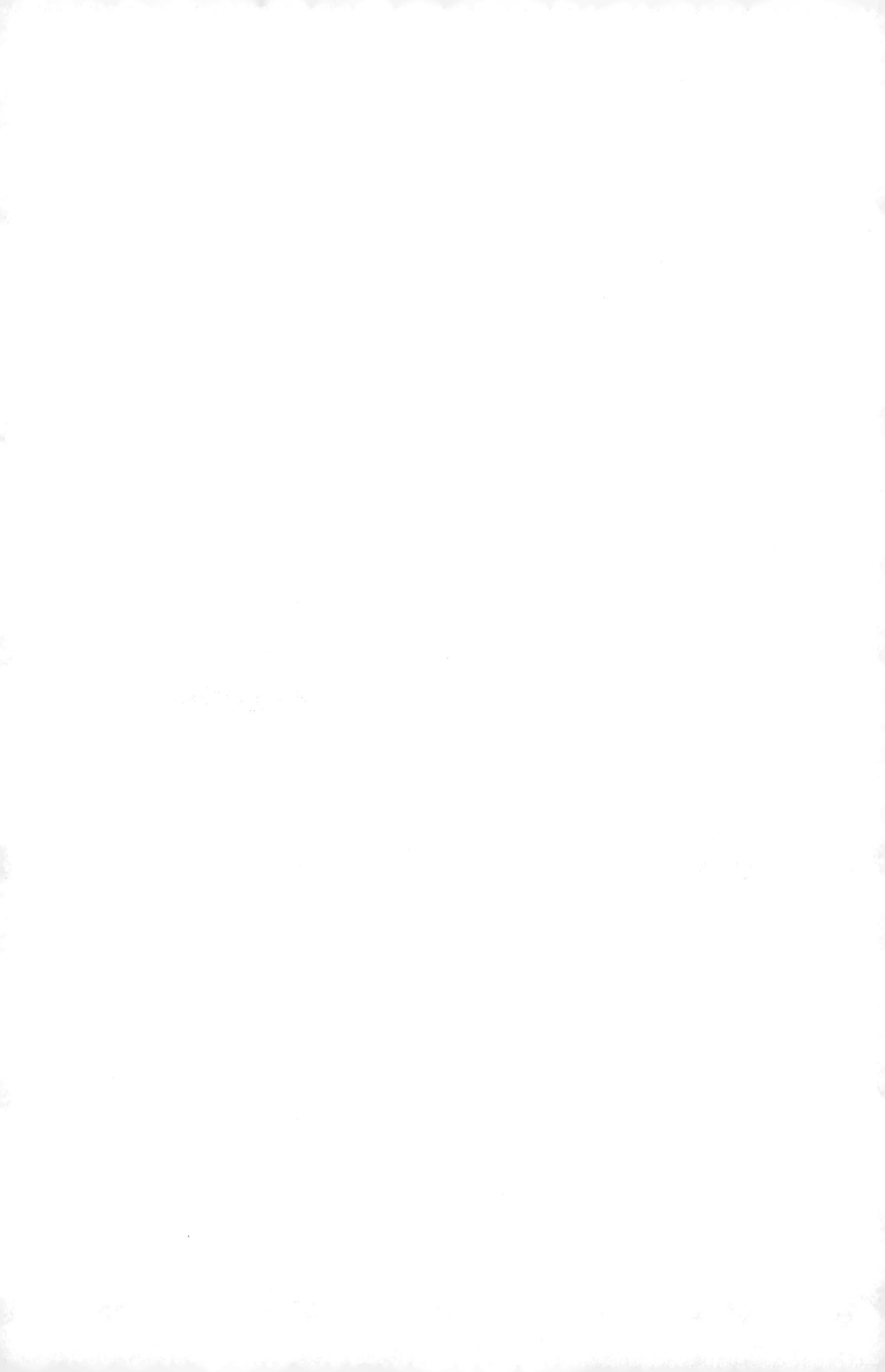